皮肤病中医特色适宜技术操作

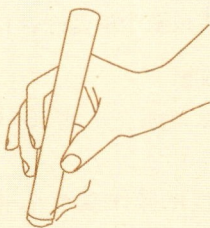

皮肤病
艾灸疗法

主　审　段逸群

总主编　杨志波　李领娥
　　　　刘　巧　刘红霞

主　编　赵玉珍

中国健康传媒集团
中国医药科技出版社

内 容 提 要

这是一本专门讲述艾灸治疗皮肤病的书。全书分为基础篇、技法篇、临床篇3部分，介绍了艾灸疗法的发展历史、机制作用、操作常规以及具有优势治疗作用的皮肤疾病的相关治疗。文中配有相应图片，语言表达生动具体、清晰明了，配以视频，使读者能更直观地学习艾灸操作，本书适于广大中医临床工作者以及中医爱好者参考阅读。

图书在版编目（CIP）数据

皮肤病艾灸疗法 / 赵玉珍主编 . — 北京：中国医药科技出版社，2018.10

（皮肤病中医特色适宜技术操作规范丛书）

ISBN 978-7-5214-0483-8

Ⅰ . ①皮…　Ⅱ . ①赵…　Ⅲ . ①皮肤病—艾灸—技术操作规程　Ⅳ . ① R245.81–65

中国版本图书馆 CIP 数据核字 (2018) 第 223192 号

美术编辑　陈君杞

版式设计　锋尚设计

出版　**中国健康传媒集团** ｜ **中国医药科技出版社**

地址　北京市海淀区文慧园北路甲 22 号

邮编　100082

电话　发行：010–62227427　邮购：010–62236938

网址　www.cmstp.com

规格　880 × 1230mm　$^1/_{32}$

印张　$5^5/_8$

字数　120 千字

版次　2018 年 10 月第 1 版

印次　2021 年 2 月第 2 次印刷

印刷　三河市万龙印装有限公司

经销　全国各地新华书店

书号　ISBN 978-7-5214-0483-8

定价　29.00 元

本书编委会

主　　编　赵玉珍

副 主 编　王卫星　贾　颖　张　玲

　　　　　　张金芳　俞立进

编　　委（按姓氏笔画排序）

　　　　　　王文娟　刘丽娟　杜　培　李换领

　　　　　　李领娥　李璐玮　杨　慧　吴　娅

　　　　　　张晓冉　张　月　赵　昌　赵　韵

　　　　　　黄亚丽　曹欢欢　董雅坤　谭　飞

秘　　书　王卫星　贾　颖　张　玲

　　中医药是一个伟大的宝库，中医特色疗法是其瑰宝之一，几千年来，为广大劳动人民的身体健康做出了巨大的贡献。皮肤病常见、多发，然而许多发病原因不清，机制不明；对于皮肤病的治疗，西医诸多方法，疗效不显，不良反应不少，费用不菲。中医特色疗法具有简、便、廉、效等特点，受到了皮肤科医生和广大患者的欢迎。为了进一步开展中医特色疗法在皮肤病方面的运用，中华中医药学会皮肤科分会在总会领导的关心和帮助下，在中国医药科技出版社的大力支持下，精心组织全国中医皮肤科知名专家、教授编写了本套《皮肤病中医特色适宜技术操作规范丛书》，其目的就是规范皮肤病中医特色疗法，提高临床疗效，推动中医皮肤病诊疗技术的发展，造福于皮肤病患者。

　　本套丛书按皮肤科临床上常用的17种特色疗法分

为17个分册，每分册包括基础篇、技法篇、临床篇，文字编写力求简明、扼要、实用，配以图片，图文并茂，通俗易懂。各分册附有视频，以二维码形式承载，阐述其技术要领、操作步骤、适应证、禁忌证及注意事项，扫码观看，一目了然，更易于掌握。本丛书适合临床中医、中西医结合皮肤科医生及基层医务工作者参考使用。

　　本套丛书的编写难免有疏漏不足之处，欢迎各位同道提出宝贵意见，以便再版完善。

杨志波

2018年8月2日于长沙

　　中医是中华民族在长期的生产与生活实践中认识生命、防病治病的宝贵经验总结。一直以来，中医药以独特的理论、独特的技术在护佑中华民族健康中发挥着独特的作用，其中中医外治疗法是临床治疗皮肤病的一种重要的方法，从针刺到艾灸，从贴敷到推拿，从刮痧到拔罐，这些技术经过历史的筛选，以其操作便捷、疗效独特、安全可靠而受到历代医家的青睐，并深深地融入到人民群众的日常生活中。

　　灸法，古称灸焫，指将艾绒、药物或其他灸材料点燃后放置在腧穴或病变部位进行熏灼或温熨，通过温热刺激及药物作用，调整经络脏腑功能，达到防治疾病的一种方法。灸法有着悠久的历史，它的产生与火有密切的关系。《说文解字》说："灸，灼也，从火音灸，灸乃治病之法，以艾燃火，按而灼也。"《黄帝内经》记载："针所不为，灸之所宜"，突出了艾灸疗法的重要地位。艾灸疗法是中国劳动人民在长期与疾病斗争实践中总结出来的一种安全、经济、方便、有效的外治方法，在几千年的临床实践中发挥了重要的作用，为中华民族的繁衍昌盛做出了巨大贡献。为了更好地继承从古至今艾灸疗法在皮肤科中的应用经验，使这古老且独特的治疗技术得到发展和推广，帮助广大医务工作者更好地掌握艾灸疗法操作，我们依据近年来大量关于艾灸疗法的文献，并结合自己的临床实践和经验体会，编撰此书。

本书分为基础篇、技法篇、临床篇三部分。基础篇主要介绍艾灸疗法的发展历史及现代研究创新、治疗皮肤病的机制及功用；技法篇重点介绍了艾灸疗法的操作常规。对艾灸疗法种类及操作方法、操作中要领、注意事项、意外情况的处理和预防等方面做了详尽的阐述；临床篇着重介绍了艾灸疗法有治疗优势的皮肤病，共二十一节，每一个病种分为定义、病因病机、诊断要点、辨证论治、按语、注意事项六个部分。定义、病因病机、诊断要点部分主要介绍该病的常见症状及中医对该病的认识；辨证论治部分重点介绍了该病不同证型之间艾灸疗法的操作；按语部分则从中西医不同角度阐述了艾灸疗法的作用原理及优势；注意事项部分则强调该病艾灸疗法施治的禁忌及治疗后的医嘱。

本书编写过程中，得到了多位同仁的支持和关怀，他们在繁忙的医疗、教学和科研工作之余参与撰写，在此表示衷心的感谢。另外，本书引用了《皮肤病脐疗法》以及《皮肤病药浴疗法》中的部分图片，在此，特别感谢李铁男团队和刘巧团队的支持与帮助。

由于时间仓促，编者专业水平有限，书中难免有不足和疏漏之处，敬请医林同道不吝指正。

编者

2018年8月

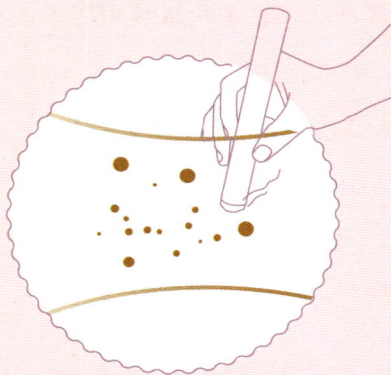

目录

1 基础篇

2
技法篇

3

临床篇

1

基础篇

第一章 1 艾灸的起源

一、概述

艾灸法，又称"灸法"或"灸疗"。是一种用艾绒制成的艾条或艾炷，或与其他药物共同制成的药粒、药饼、药炷或药卷对准或放置在患者体表一定部位或穴位上燃烧，让灸火和药物共同作用，发生特有的温热和药性刺激，通过经络的传导，深入脏腑、温通经络、调和气血、扶正祛邪，是一种简便而有效的外治方法。

二、艾灸的起源

艾灸与中药、针刺并列为中医三大疗法，已有数千年的历史，多数学者认为艾灸的出现始于人类开始用火，应早于原始社会。原始艾灸是早期自然哲学思想指导下神秘现象和神奇力量完美结合的实证，是古人基于对自然、艾草、生命、疾病的文化特性的认知，为巫、医、道所共有。在原始艾灸基础上通过历代医家长期的实践和总结发展形成了中医艾灸。

（一）原始艾灸之源起

❶ 火种开源说

认为艾草"燃而不旺火，燃而不自灭"的阴燃特性是引取天火的媒介，能蕴蓄天之精，为阳中之阴，又是地之神草，当属阴中之阳，具有沟通阴阳之功能。

❷ 文字探源说

认为汉字是古人认知意象的重要手段之一。《说文解字》曰艾为"交也"。生命万物本于阴阳相交，灸为"长久"，故艾灸可驱邪降魔、拔除不祥、得天护佑。

❸ 巫祀寻源说

认为巫师是最先有目地将艾与火叠加使用，使之演变为针对疾病缘由的特定医疗方式，创造了原始艾灸的雏形，开创了艾灸之术用天治疗疾病的先河。

❹ 劳动拓源说

认为人们在劳动实践中用火有目地驱寒、止痛行为和认知，对艾灸的产生和发展起到了重要的作用。

（二）中医艾灸之流变

1. 医学蜕变说认为中医理论与原始艾灸皆从阴阳五行之道，中医借鉴其理，更看重其术。随着中医理论的通透融合，原始艾灸逐渐摆脱巫祀的影响，实现了由巫向医的蜕变，诞生了真正意义的中医艾灸。

2. 药性嬗变说认为药物属性功效的认知，发展和丰富了灸的目的性，使其靶向更明确，成为中医理论和治法的重要组成部分。

3. 针法衍变说认为中医将艾灸与针砭并列，融入中医经络学说，逐渐形成针与灸互补共存认知定位，中医艾灸成为疏通经络、调和气血、扶正祛邪的重要手段和方法。

总之，原始艾灸源于古人对自然、天火、艾草及疾病的独特认识，在发展演变过程中与医学理论、实践借鉴交融，衍变、发展、整合成为中医艾灸。

三、石器时代

艾灸历史悠久，早在人类开始用火，即通过点滴、重复的经验积累逐渐发展而来，关于石器时代的灸法，《中国针灸学》讲到："推想灸法之起源，当在针术之前，发明取火之后，与砭石之应用或同时。盖石器时代，发皆空居野外，病多创伤，风雨侵袭，病多筋挛痹痛，治宜灸焫，以得温则舒，得热则和，故当时发明砭石针焫之法，殆可谓出于自然。人具有自卫自治之本能，如身体酥麻疼痛，自然以手按压，或取石片以杵击，或就火热熏灼，或置燃烧物于皮肤，用种种之尝试，求病痛之免除……灸焫之方，传数千年而至于今，遂为中国最古之疗法。"

四、殷商时代

早在殷商甲骨文中有一字，形象为一个人躺在床上，腹部放着一撮草，示意很像艾灸治病。

五、春秋战国时期

春秋时期蓄艾蒿以备艾灸治疗已成共识。如《五十二病方》记载："以艾灸癫者中颠，令烂而已。"《阴阳十一脉灸经》和《足臂十一脉灸经》中也指出了经脉循行部位，所主疾病及其灸治所宜。《黄帝内经》

中多篇记载了艾灸治病的内容。

《素问·异法方宜论》云：

"北方者，藏寒生满病，其治宜灸。"

《灵枢·经脉篇》云：

"陷下则灸之。"

《灵枢·官能篇》云：

"针所不为，灸之所宜""阴阳皆虚，火自当之。"

《内经》中还记载：

"灸寒热之法，先灸项大椎""大风汗出，灸譩譆""失枕灸脊中""形东志苦，病生于脉，治之以灸刺"。

　　以上文献记载均说明了灸法在当时之盛行及艾灸具有的调整阴阳、升阳举陷作用。

六、秦汉至南北朝时期

　　东汉医圣张仲景十分重视灸法，在《伤寒论》中有十二条讲到灸法，如"阳证宜针，阴证宜灸。""可火，不可火。""太阳病，发热而渴，不恶寒者为温病……若被火者，微发黄色，剧则如惊痫，时瘛疭。""太阳病中风，以火劫发汗，邪风被火热，血气流溢，失其常度。""阳明病，被火，额上微汗出，而小便不利者，必发黄。""少阴病，咳而下利，谵语者，被火劫故也，小便必难，以强责少阴汗也。"这些记载从不同疾病发展阶段论述了应用灸法治疗疾病的方法、灸法的禁忌以及误用灸法后的补救措施。三国时期的《曹氏灸经》集灸疗经验之大成，是我国最早的灸疗专著。到两晋南北朝，应用灸法预防霍乱，灸足三里健身，发明了瓦甑灸，为器械灸奠定了基础，西晋皇甫谧所著《针灸甲乙经》是我国现存最早的针灸专著，书中详细记载了灸法的禁忌及取穴，如"盛则泄之，虚则补之，紧则先刺之而后灸之""陷下者则从灸之""络满经虚，灸阴刺阳，经满络虚，刺阴灸阳"。在葛洪《肘后备急方》中就记载了用灸法治疗猝死、五尸、霍乱、吐利等急症，开创了灸治急症的先河，并且首次提出隔物灸法。

七、唐宋元时期

（一）唐代灸法在医疗中占有重要地位，已发展成为一门独立的学科，有了专业灸师。

《备急千金要方》提出"非灸不精，灸足三里"为长寿灸，可防病强身、抗衰老。

《备急灸法》认为"凡仓卒救人者，唯灼艾为第一。"灸法可预防传染病，治疗热病。同时将艾灸和药物结合运用于临床，灸法多样，有了隔蒜灸、隔姜灸、隔盐灸、豆豉灸、黄土灸、黄蜡灸，苇管灸治耳病等。

《备急千金要方·七窍病下》中记载以"筒灸"治疗耳疾，开辟了利用器械进行灸疗的先河，是最早温筒灸的雏形。

《外台秘要》指出"圣人以为风是百病之长，深为可犹，故避风如避矢。是以御风邪以汤药、针灸、蒸熨。随用一法，皆能愈疾，至于火艾，特有奇能。虽曰针、汤、散皆所不及，灸为其最要。"用灸法治疗骨疽、脚气入腹、偏风、心疝等。

《骨蒸病灸方》中专门用灸治疗痨病的方法即为后世的四花穴灸法。

（二）北宋王惟一的《铜人腧穴针灸图经》很大程度上促进了针灸学的发展，使灸法备受重视。如宋太祖为弟施灸，并取艾自灸被传为佳话。《太平圣惠方》《普济本事方》《圣济总录》等医著都有大量的灸疗内容。《扁鹊心书》记载了麻醉施灸，指出常灸关元、气海、中脘等穴可延年益寿。同时记载用刺激性药物穴位贴敷发疱，进行天灸、自灸等，奠定了以药代灸的基础，至今火热的穴位贴敷如三伏三九灸即源于此。元代朱丹溪创立热病可灸理论，认为灸法功效可攻可补，并把灸法治疗热证归纳为泄热引下、散火祛痰、养阴清热三大法则。

八、明清时期

明代时期针灸名家辈出，是我国针灸发展的全盛期，《针灸大成》《针灸大全》《针灸聚英》等一批针灸名著相继问世。在前人基础上发展了艾绒加药物的"雷火神针""太乙神针"等新灸疗。同时还出现了"桑枝灸""灯火灸""阳燧灸"等等，拓宽了灸疗的范围，丰富了灸疗的内容，为灸疗的发展做出了贡献。陈实功在《外科正宗》曰："不论阴阳、表里、寒热、虚实，具当先灸"；李时珍《本草纲目》中多次提到艾和艾灸的用途及灸法，曰："艾灸用之则透诸经，而治百种病邪。"清代初期，灸疗学专著《神灸经论》出版，标志着我国灸疗学创新和发展的又一个新高度，吴谦在《医宗金鉴》提出刺灸心法要诀，李学川在《针灸逢源》中记载可灸法治疗外科疾病。清代末年，帝国主义的入侵，西洋文化传入使灸疗学同中医、针法一样，备受摧残，一度濒于灭迹。

九、现代发展

随着现代科技的飞速发展，具有数千年历史的艾灸疗法前景越来越广阔。新中国成立后，党和政府积极支持中医药事业的发展。灸法同中医针术一样备受医家重视，《中国针灸学》《新针灸学》等一批专著相继问世，大篇幅介绍灸法内容，丰富了灸法内涵。应用现代科学实验研究灸法的机制亦取得了显著的成效。出现了一大批现代灸疗仪器和新灸法，如燎灸、火柴灸、硫黄灸、电热灸、电灸仪等，扩大了灸法的适用范围，提高了疗效，使灸法操作更方便。据文献报道，艾灸疗法可应用于所有的疾病，在内、外、皮肤科疾病及急重病、减肥美容抗衰老等领域更是取得了较好的疗效，受到了医学界的瞩目。现今许多国家和地区都在学习开展针灸工作，有50多个国家成立了针灸学术组织。"良医不废外治"，灸法显著的疗效得到了世界医学界的公认和重视，在挖掘、整理、传承、发展和提高艾灸疗法的过程中，结合现代医学技术，灸疗法必将发挥更大作用，造福大众。

第二章 2 艾灸治疗皮肤病的作用原理和功用

灸法是中医学重要组成部分，经过数千年的历史传承，已广泛应用于临床各科，涉及寒、热、虚、实诸证，对内、外、妇、儿、耳鼻喉、皮肤科等疾病的治疗均有显著的疗效。故有"灸治百病"之说。

第一节　作用原理

《素问·异法方宜论》："北方者，天地所闭藏之域也，其地高陵居，风寒冰冽。其民乐野处而乳食，脏寒生满病，其治宜灸焫。故灸焫者，亦从北方来。"说明艾灸的温热作用可治疗寒冷引起的疾病。

《灵枢·经脉篇》云："陷下则灸之。"《灵枢·禁针篇》："陷下者，脉血结于中，中有蓄血、血塞，故宜灸之。"《针灸大成·千金灸法》"若要安，三里常不下。"《医学入门》："药之不及，针所不到，必须灸之。"说明在不同穴位施灸，不但治疗疾病，还有防病健身作用，同时还弥补了药、针治疗的不足。

《新针灸学》："是由于它激发和调整人体神经系统功能的作用。这种作用在于依靠集中在一定穴位上的温热刺激，通过神经系统的反射作用而达到的。"实践证明灸法是用艾燃烧过程中的温和热力作用刺激体表腧穴，通过经络传导，从而激发人体脏腑经络的功能，达到调整机体阴阳气血运行的作用。这种通过艾灸一定穴位，使人体产生温和灼热的热力作用，透入人体肌肤而产生的刺激，可促进血液循环，加速代谢产物的堆积，收到治病保健之效。现代科学临床实验也证明，艾灸具有调整人体脏器和组织功能，促进体内新陈代谢，增加细胞数量，增强吞噬细胞的吞噬功能，调整和提高机体的免疫功能，增加机体抵抗力作用。艾性温，可温经散寒，味芳香，有开毛窍、透肌肤的作用，又"艾能温通十二经脉"，点燃熏灸，作用尤著。在皮肤科疾病治疗中更可直接作用于病灶（阿是穴），能达到药物无法比拟的疗效。

第二节　功用

《**本草纲目**》："艾叶生则微苦太辛，熟则微辛太苦，生温熟热，纯阳也。可以取太阳真火，可以回垂绝元阳……灸之则透诸经，而治百科病邪，起沉疴之人为康仄，其功亦大矣。"

《**医学入门**》："虚者灸之，使火气以助元阳也；实者灸之，使实邪随火气而发散也；寒者灸之，使其气之复温也；热者灸之，引郁热之气外发，火就燥之义也。"

艾灸治疗疾病，临床上可根据方法、材料和治疗部位不同而达到不同的功用，治疗范围广泛、疗效显著，具有调和阴阳、温经散寒、祛风解表、通络止痛、消瘀散结、拔毒泄热、温中散寒、补中益气、升阳举陷、回阳固脱、保健强身、预防疾病的功效。

一、调和阴阳

"阴平阳秘，精神乃治。"阴阳偏盛偏衰是疾病发生、发展的根本原因。灸法可泻其有余，补其不足，达到阴阳调和之功。

二、温经散寒，行气活血，消瘀散结

《素问·调经论》曰："血气者，喜温而恶寒，寒则泣而不流，温则消而去之。"艾叶性温、味芳香，点燃熏灸，热力可深达肌层，有温通经络、散寒除湿、调气活血、消瘀散结之功，故曰"艾能温通十二经脉"。血热则行，寒则凝，艾灸治疗中的温热刺激，可使气血调、营卫和、血脉利而达行气活血和消瘀散结之功。

三、回阳救逆，温阳补虚，补中益气

《本草从新》："艾叶苦辛……纯阳之性，能回垂绝之阳。"《伤寒论》："下利，手足厥逆，无脉者灸之。"又"少阴病，吐利，手足不逆冷……脉不至者，灸少阴七壮。"《灵枢·官能篇》："上气不足，推而扬之。"灸法可引导气血"推而上之"。由此可见艾灸在临床上可治疗中气不足、阴寒内盛、阳气衰的病症，有补中益气、升阳举陷、回阳复脉之功。

四、祛风解表，拔毒泄热

《红炉点雪》："热病得火而解者，犹暑极反凉，犹火郁发之之义也。"《理瀹骈文》："若夫热证可以用热者，一则得热则行也，一则以热能引热。使热外出也，即从治之法也。"临床实践也证明，实热火证，正气为邪热所伤，邪热郁于体表成热证者可用艾灸，正如《医学入门》所说："热者灸之，引郁热之气外发，火就燥之义也。"灸法具有清泄火热、引热外泄的作用，借灸热之力，以热引热，引邪发散，可使火热毒邪外散而清解热毒。

五、保健强身，预防疾病

人以阳气为本，灸能温阳，《针灸大成》云："若要安，三里常不下。"《内经》曰："正气存内，邪不可干。"《扁鹊心书》："人之晚年阳气衰，故手足不能温，下元虚惫，动作艰难，盖人有一息气在，则不死，气者阳所生也。故阳气尽则心死。人于无病时，常灸关元、气海、命关、中脘……虽未得长生，亦可保百年寿矣。"所以无病自灸，能够激发人体正气，具有预防疾病、保健强身、延缓衰老的功效。

第三章 ③ 艾灸疗法现代研究进展及创新

第一节 艾的药性和艾灸的物理作用机制

《本草从新》

"艾叶苦辛，生温，熟热，纯阳之性，能回垂绝之阳，通十二经，走三阴，理气血，逐寒湿，暖子宫……以之灸火，能透诸经而除百病。"

艾灸作为一种适宜刺激，施灸时产生的温热效应是发挥疗效的关键。此效应作用于穴位，并通过经络传导，调节机体脏腑功能。

一、热能与红外辐射

现代实验证明，艾燃烧时释放大量热能，产生一种有效并适宜于人体的红外线，这种光热辐射的能谱，直接艾灸时谱峰约在远红外1.5um，隔附子饼、姜、蒜间接灸的辐射峰值约为7.5um，近红外辐射占主要成分，可直接渗透组织深部，并可经毛细血管网到达更广泛的部位，为人体吸收，艾灸时的红外线辐射，不仅为细胞代谢活动、免疫功能提供必要的能量，还能产生"得气感"，通过机体反馈调节机制，调节免疫功能。

二、挥发油

艾的主要有机成分为艾叶精油，艾油有抑菌、杀菌的功效，艾灸可分别抑制金黄色葡萄球菌、乙型链球菌、大肠杆菌和绿脓杆菌。精油含正二十九烷、正三十一烷、二十二烷和三十一烷等，有一定挥发性，燃烧时可释放大量热量，为机体细胞代谢和免疫功能提供能量，使病态细胞活化，纠正病理状态下的能量信息代谢紊乱，调控机体免疫功能。艾灸生成物有较强的清除自由基和过氧化脂质的作用，艾灸时可附着在皮肤上，通过灸热由损伤的皮肤处渗透进去，起到治疗作用。

三、调节代谢

艾灸可通过调节神经因子、神经递质和受体，进而调控中枢神经系统功能。艾灸可通过调控体内多种蛋白和基因的表达，起到防基因突变、延缓细胞凋亡和促进机体正常生理功能的作用，可同时作用于机体多个系统，调节性激素、肾上腺皮质激素、褪黑素和胰岛素等激素的分泌，调节机体代谢，调整脏腑功能。

第二节　艾灸对机体的调控作用

一、艾灸对施灸局部的作用

研究证明，艾灸时施灸局部发红、肿胀、白细胞渗出，艾灸30分钟，施灸局部血管通透性增强，达到顶峰，血浆渗出，肥大细胞脱颗粒增加，此可能与肥大细胞脱颗粒经时性变化相关；艾在燃烧过程中辐射近红外线，可激发穴位内生物大分子的氢键产生受激相干谐振吸收效应，通过神经-体液系统传递人体细胞所需要的能量。艾燃烧后的生成物有抗氧化并清除自由基的作用。通过灸热渗透进入体内激发机体的防御反应和自然修复功能而达到治疗作用。临床观察表明，艾灸具有抗感染作用，对于皮肤开放性损伤及表皮脓性分泌物有极好的治疗作用，可使分泌物明显减少，使创面更快干燥，肉芽组织增旺盛，机体修复过程加快。

二、艾灸对机体免疫功能的作用

有研究表明，艾灸可以调节体内失衡的免疫功能，增强机体非特异性和特异性免疫功能。艾灸治疗有促进血液循环、止痛、抗感染、抗过敏、调节自身免疫、抑制肿瘤细胞增殖、抗癌和抗衰老的作用。有学者用小鼠和家兔实验，证实艾灸能提高老年小鼠巨噬细胞和自然杀伤细胞细胞毒活性，延缓胸腺萎缩，提高胸腺与体重的比值。施灸家兔实验证实，艾灸可调整血中组胺含量，影响组胺合成，调整组胺合成酶和降解酶的活性及组胺的释放和反馈调节，还可调节腺苷酸环化酶的活性，从而影响丘脑-垂体-肾上腺系统。艾灸还可使金黄色葡萄球菌免疫能力的特异性增强，提高防御能力。临床艾灸使老年人自然杀伤细胞（NK细胞）活性显著上升，提高T细胞总数，纠正CD4+/CD8+比例失调；还可提高老年人红细胞受体活性，增强红细胞清除免疫复合物的能力，拮抗血清中红细胞免疫黏附抑制因子，增强红细胞免疫功能。在艾灸治疗桥本氏甲状腺炎的临床观察显示，艾灸可促进甲状腺自身合成甲状腺素。以上说明艾灸对人体细胞免疫、体液免疫和神经免疫功能均有调节和增强作用。

三、艾灸对机体系统功能的作用

1 **› 艾灸对神经系统的影响：**
主要是通过调节神经营养因子、神经递质和受体，协调外界的刺激，改变中枢和周围神经系统组织形态和功能，达到调控中枢神经功能、调整体内多器官和系统的作用。

2 **› 艾灸对内分泌系统的影响：**
通过直接调控内分泌细胞或通过神经系统和内分泌系统的共同作用调节下丘脑-垂体-睾丸、下丘脑-垂体-肾上腺皮质轴等达到调节性激素、肾上腺皮质激素、褪黑素和胰岛素等激素水平的功效。

3 **› 艾灸对循环系统的影响：**
主要是改善微循环。明显改善甲皱微循环的血流速度、形态和血管管径；可调整健康人全血低切相对黏度、红细胞刚性指数和聚焦指数、纤维蛋白原和全血高切相对黏度；可显著提高老年人载脂蛋白A含量，调节动脉粥样硬化，降低总胆固醇，升高高密度脂蛋白等等，通过调节血流变学和脂质代谢，达到改善循环和代谢功能作用。

4 〉 **艾灸对呼吸系统的影响：**

艾灸可改善肺的通气功能，显著提高健康人的用力肺活量。

5 〉 **艾灸对消化系统的影响：**

艾灸可提高胃肠道血循环，调节细胞分泌和增殖，起到改善胃肠器官的功能和形态的作用。

6 〉 艾灸还可良性、双向调整骨代谢，有防治骨质疏松和促进骨折愈合的功能。

7 〉 艾灸可调节机体微量元素的代谢和吸收，增强清除自由基的功能，调整内环境。还具有调控多种蛋白及基因表达和延缓细胞凋亡的功能。

总之，艾灸作为一种适宜刺激，以燃烧艾绒而治病。在宏观上调控各系统和脏器功能，微观上调节细胞生长凋亡，并因艾灸的部位或穴位和艾灸的剂量而达到不同的功效，与中医学整体观和经络学说相一致，所谓"气至而有效"。故有艾灸能"顿起沉疴"一说。

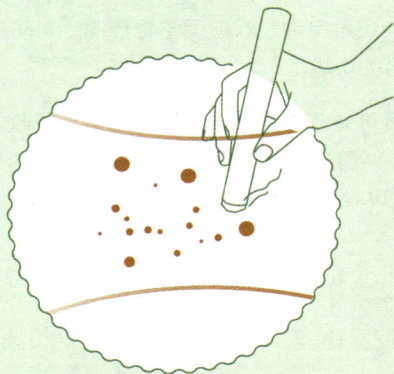

2

技法篇

第四章 4 操作常规

第一节　艾灸材料的选择与制作

《神灸经纶》

"凡物多用新鲜，惟艾取陈久者良。以艾性纯阳，新者气味辛烈，用以灸病，恐伤血脉。故必随时收蓄、风干、净去尘垢，捣成熟艾，待三年之后，燥气解，性温和，方可取用。"

　　艾为自然生长于山野之中的菊科多年生灌木状草本植物，我国各地均有生长，但古时以蕲州产者为佳，故特称"蕲艾"。艾在春天抽茎生长，茎直立，高60～120cm，具有白色细软毛，上部有分枝。茎中部的叶呈卵状三角形或椭圆形，有柄，羽状分裂，裂片为椭圆形至椭圆状披针形，边缘具有不规则的锯齿，表面深绿色，有腺点和极细的白色软毛，背面布有灰白色绒毛，7～10月开花。瘦果呈椭圆形。艾叶有芳香型气味，在农历的4～5月间，当叶盛花未开时采收。采时将艾叶摘下或连枝割下，晒干或阴干后备用。

一、艾条的制作

将适量艾绒用双手捏压成长条状，软硬要适度，以利炭燃为宜，然后将其置于宽约5.5cm、长约25cm的桑皮纸或纯棉纸上，再搓卷成圆柱形，最后用面浆糊将纸边粘合，两端纸头压实，即制成长约20cm、直径约1.5cm的艾条（图4-1-1）。也有在每条艾绒中掺入肉桂、干姜、丁香、独活、细辛、白芷、雄黄、苍术、没药、乳香、川椒各等分的细末6g，制成药艾条。

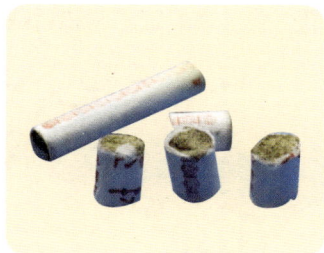

图 4-1-1　艾条

二、艾炷的制作

适量艾绒置于平底磁盘内，用食、中、拇指捏成圆锥状即为艾炷（图4-1-2）。艾绒捏压越实越好，根据需要，艾炷可制成拇指大、蚕豆大、麦粒大3种，称为大、中、小艾炷。

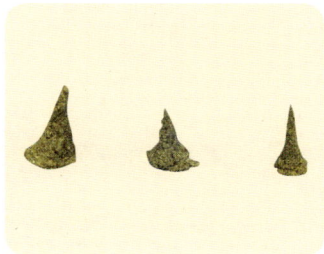

图 4-1-2　艾炷

三、间隔物的制作

在间隔灸时，需要选用不同的间隔物，如鲜姜片、蒜片、蒜泥、药饼等。在施灸前均应事先备齐。鲜姜、蒜洗净后切成约2～3mm厚的薄片，并在姜片、蒜片中间用毫针或细针刺成筛孔状，以利灸治时导热通气（**图4-1-3、图4-1-4**）。蒜泥、葱泥、蚯蚓泥等均应将其洗净后捣烂成泥。药饼则应选出相应药物捣碎碾轧成粉末后，用黄酒、姜汁或蜂蜜等调和后塑成薄饼状，也需在中间刺出筛孔后应用。

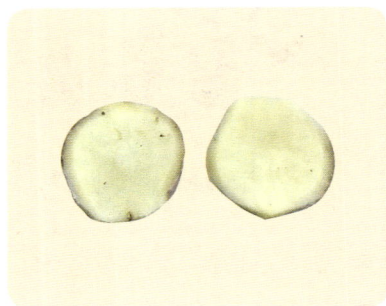

图 4-1-3　姜片

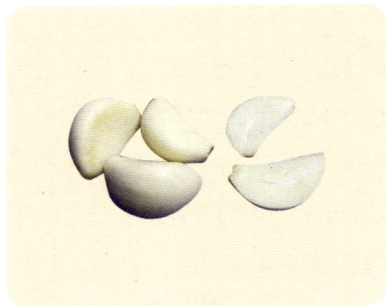

图 4-1-4　蒜片

第二节　灸法的种类及方法

一、种类

灸法种类繁多，发展到明清时，仅灸用的原料就有近20种，直接灸和隔物灸的灸治方法达40余种。常用的、易行的灸法包括：艾条灸、艾炷灸、温针灸、温灸器灸等（图4-2-1）。

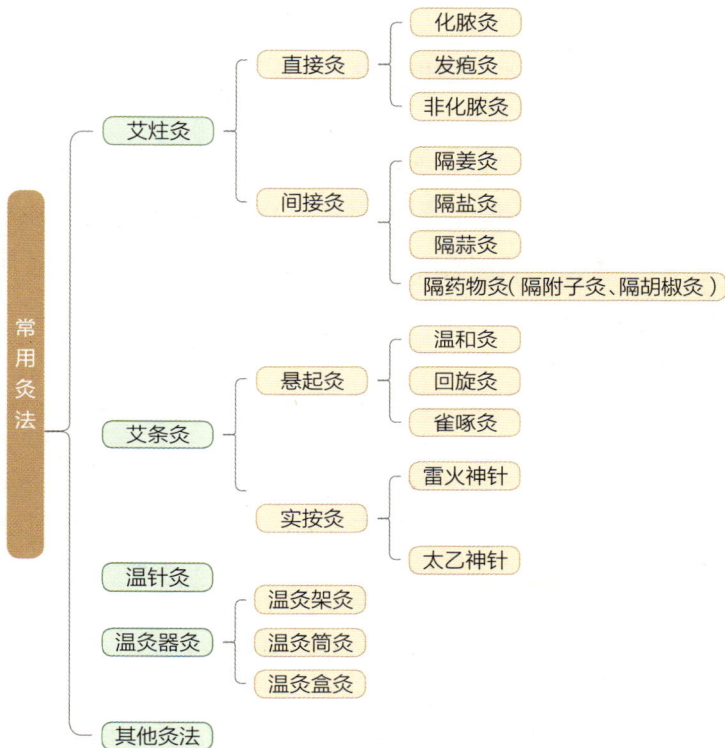

图 4-2-1　灸法分类

二、方法

根据种类的不同，有不同的灸法，现将常用的灸法介绍如下：

（一）艾炷灸

将艾绒做成一定大小之圆锥形艾团，称为艾炷。将艾炷直接或间接置于穴位上施灸的方法，称为艾炷灸法。直接置于皮肤上的称为直接灸，用药物将艾炷与皮肤隔开的称为间接灸。灸时每燃完一个艾炷，叫做一壮。艾炷的形状、大小，因用途不同而各异。一般而言，用于直接灸时，艾炷要小；用于间接灸时，艾炷可大些。

1. 直接灸

又称着肤灸，古代称为"着肉灸"。是将艾炷直接放在穴位皮肤上施灸，以达到防治疾病的目的。这是灸法中最基本、最主要而常用的一种传统灸法。古代医家均以此法为主，现代临床上也常用。根据病情的需要，施灸的程度不同，分为非化脓灸、发疱灸和化脓灸三种：

1. 非化脓灸	又称无瘢痕灸。施灸时多用中、小艾炷，可在施灸穴位的皮肤上涂少许石蜡油或其他油剂，使艾炷易于固定，然后将艾炷直接放在穴位上，用火点燃艾炷尖端。当患者有灼热感时，用镊子将艾炷夹去，再更换新艾炷施灸，以局部皮肤产生红晕为度。灸治完毕后，可用油剂涂抹，以保护皮肤。此法适用于一般虚寒症及眩晕、皮肤病等。
2. 发疱灸	用小艾炷。艾炷点燃后，待患者感到发烫后再继续灸3～5秒钟。此时施灸部位皮肤可出现一块比艾炷略大一点的黄斑，隔1小时后，就会发疱，不需要挑破，任其自然吸收，短期内留有色素沉着，无瘢痕。
3. 化脓灸	又称瘢痕灸，用小艾炷。先在需灸的穴位皮肤上涂以少量蒜汁，然后将艾炷置其上，用火从艾炷的顶尖轻轻接触点燃，使之均匀向下燃烧，待艾炷燃至底部，再易新灶，灸至预定壮数后，用消毒纱布盖好，然后用胶布固定，以防感染。通常灸后局部起一小水疱，3～5天后在灸处开始化脓，约30～40天后，灸疮结痂脱落，局部留有瘢痕。此法多用于背部及四肢穴位，禁用于面部。由于灸后留有瘢痕，灸前须征得患者的同意和合作。

化脓灸是良性刺激，能改善体质，增强抗病能力，从而达到防病

治病的目的。灸疮化脓属于无菌性，勿须顾虑，这和一般疮疖或创伤性炎症不同，只要化脓面不弥漫扩大，可以连续施灸。

2. 间接灸

又叫隔物灸，指利用其他药物将艾炷和穴位隔开施灸，这样既可避免灸伤皮肤而致化脓，又能借间隔物之药力和艾的特性发挥协同作用，取得更大的效果。现将几种常用的隔物灸介绍如下：

❶ 隔姜灸：用姜片作间隔物灸。生姜辛温无毒，能开发通散，调和营卫，散寒发表，祛痰下气，消水化食，调中畅胃，开宣肺气。用厚约2分许的生姜一片，在中心处用针穿刺数孔，上置艾炷放在穴位上施灸（图4-2-2），如患者感觉灼热不可忍受时，可用镊子将姜片向上提起，衬一些纸片或干棉花，放下再灸，或可用镊子将姜片提举稍离皮肤，灼热感觉缓解后重新放下再灸，直到局部皮肤潮红为止。此法简便，易于掌握，一般不会引起烫伤，可以根据病情反复施灸，对虚、寒病证均可采用。

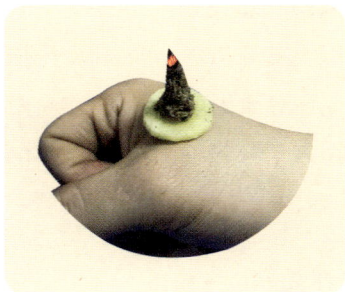

图 4-2-2　隔姜灸

❷ 隔蒜灸：用蒜作间隔物灸。大蒜辛温，能去寒湿，破冷气，健脾开胃，消谷化食，消肿化结止痛。临床上以独头紫皮大蒜为良，用独头大蒜切成分许厚的薄片，用针穿刺数孔，放在穴位或肿块上(如未溃破化脓的脓头处)，用艾炷灸之（图4-2-3）。每灸4～5壮，换去蒜

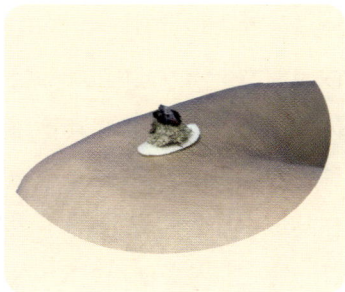

图 4-2-3　隔蒜灸

片，每穴一次需灸5~7壮。大蒜对皮肤有刺激性。灸后容易起疱，将水疱以无菌操作刺破，涂以龙胆紫，可适当贴敷保护，以防感染。

❸ 隔盐灸：将纯干燥的食盐纳入脐中，填平脐孔，上置大艾炷施灸。患者有灼痛，即更换艾炷，亦有于盐上放置姜片施灸，患者有灼痛时，可将姜片提起，保留余热至燃完。若患者脐部凸起，可用水调面粉，搓成条状，围在脐周，再将食盐放入面圈内，隔姜施灸。本法具有回阳救逆之功。

❹ 隔附子灸：用附子作为间隔物，或者用附子药饼作为间隔施灸。前者将附子用水浸透后，切成0.3~0.5cm的薄片，用针扎数孔。放于施灸部位施灸(同隔姜灸法)。后者取生附子切细研末，用黄酒调和做饼，大小适度，厚0.4cm，中间用针扎孔，置穴位上，再以大艾炷点燃施灸，附子饼干焦后再换新饼，灸至肌肤温热、局部肌肤红晕为度。日灸1次。由于附子辛温大热，有温肾补火之功，故用来治疗各种阳虚病症，本法对痈疽初起、疮疡久溃不愈等症最为有效。

（二）艾条灸

艾条灸又称艾卷灸，是指用纸把艾绒卷成长圆筒状的艾条，头点燃后，在穴位或病变部位熏烤的一种灸治方法（图4-2-4）。艾条灸使局部产生温热或轻度灼痛的刺激，以调整人体的生理功能，提高身体抵抗力，从而达到防病治病目的，主要用来治疗寒湿痹证及其他多种虚寒性疾病。艾条灸最早见于明·朱权的《寿域神方》一书中，若在艾绒中加入辛温芳香药物则制成药艾条，如"雷火神针""太乙神针"等，艾条灸使用方便，效果良好，目前临床经常使用。施灸时，按照操作方法不同又分为悬起灸和实按灸：

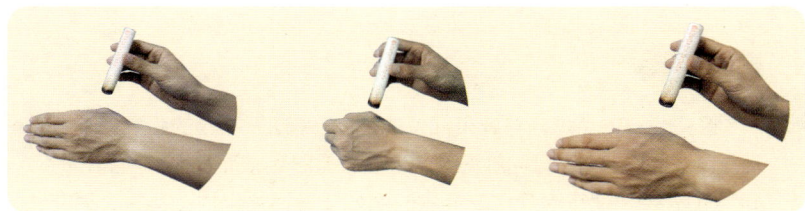

图 4-2-4　艾条灸

1. 悬起灸

将点燃的艾条的一头悬在与施灸部位的皮肤保持一寸左右的距离，使患者有温热感而又不觉得灼痛的一种方法。又分为温和灸、雀啄灸和回旋灸。

温和灸：

将已点燃之艾条，用右手的拇、食、中三指挟住，对准施灸部位，距离2～3cm进行熏灸，固定于应灸之处，不要移动，一般每穴灸2分钟左右，使患者局部有温热感而无灼痛，至皮肤稍呈红晕为度。灸时患者自觉有一股温热暖流直透肌肤深部，有温热舒适感觉。对于昏厥或局部知觉减退的患者和小儿，医者可将食、中两指，置于悬灸部位两侧，这样可以通过医生手指的感觉来测知患者局部受热程度，以便随时调节距离。掌握施灸时间，防止烫伤。此法具有温通经脉、散寒祛邪的作用，适宜治疗一切虚寒症，为艾条灸之补法。

雀啄灸：

将艾条的一端点燃，对准施灸的患处，以类似小鸟啄食一样，一起一落，忽近忽远的方式进行施灸。每次起落艾条与皮肤的距离约2cm，时间一般为5～10分钟，以皮肤红晕为度。此法具有兴奋作用，适宜小儿疾病及急症抢救，为艾条灸之泻法。

　　将艾条一端点燃，与施灸部位的皮肤保持2～3cm的距离，平行往复(类似熨衣服)进行回旋施灸，使皮肤有温热感而不至于灼痛，时间为10分钟，适宜治疗广泛性皮肤病如泛发性神经性皮炎等，为艾条灸之泻法。

2. 实按灸

　　艾条实按灸法，为传统的艾条灸法之一，与艾条悬起灸相对应，是把药艾条的一端点燃后，紧按在隔着棉纸或粗布的施灸部位(局部痛点)上，稍留1～2秒钟，使热气透入肌肤的一种灸治方法。之所以称为"针"，是因为操作时，将药艾条实按在穴位上，犹如针刺。艾条实按灸法，是艾条最早应用的施灸方法，最早见于明·朱权的《寿域神方》："用纸实卷艾，以纸隔之，点穴于隔纸上，用力实按之，待腹内觉热、汗出，即差。"根据临床的不同需要，艾条里加入的药物处方也不相同，如雷火神针、太乙神针、百发神针等。

❶ 雷火神针：操作时在施灸部位铺上6～8层棉纸或布，将艾条点燃，对准穴位直按其上、稍停1～2秒钟，使热气透达深部；若艾火熄灭，可再点再按，每次每穴约按灸5～7下，至皮肤红晕为度。雷火神针的优点是灸得快，省时间，面积大，有祛风散寒、温经通络之功。

❷ 太乙神针：又称太乙针灸，是使用药艾条施灸穴位以治疗疾病的灸疗法。太乙，是尊贵的意思。太乙神针对于某些顽固疾病效果明显，故称为"神针"。太乙神针是在雷火神针的基础上进一步改变药物处方而成，两者都是传统灸法的发展。按实际操作分为实按法与点按法两种：

1 实按法：

患者取坐位或卧位，将太乙神针一端点燃，在施灸部位上垫上6~8层绵纸或棉布。把针按在布上，使热力到达皮肤深处。如患者感觉温度过高，即有可能烫伤皮肤，需要增加布垫，温度不够则功效不大，需要减少布垫。需把温度调整到适宜为好。每穴灸约10~15分钟，每次灸5~7次为度，每日或隔日治疗1次，10次为1个疗程。

2 点按法：

医生将艾条一端点燃，对准施术部位快速点按，像鸟雀啄食一样，一按就起，此为1壮，每次3~6壮，以不灼伤皮肤为度。注意在点灸头部时，应尽量拨开头发，使穴位充分暴露，以便操作。

艾条灸施须注意以下几点

> 艾绒易燃，在施完艾条灸后务必将艾条熄灭，避免引起火灾；

> 艾条积灰过多时，则须离开人体吹去灰后再灸；

> 施灸时应注意火与皮肤距离，切勿烧伤皮肤；

> 如出现烫伤起小水疱时，不必做任何处理，待水疱自行吸收；

> 大水疱则用消毒注射针头刺破，放出液体，再常规消毒，外用消毒纱布固定即可。

（三）温针灸

温针灸是针刺与艾灸结合使用的一种方法。适用于既需要留针，又需施灸的疾病。操作方法是针刺得气后，将艾绒捏在针柄上点燃，直到艾绒燃尽为止，或在针柄上套置一段长约1~2cm的艾条施灸，

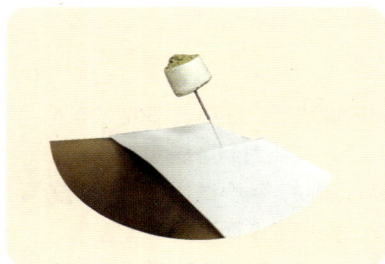

图 4-2-5　温针灸

使热力通过针身传入体内，从而达到治疗目的（图4-2-5）。无论艾绒、艾条，都要距离皮肤大约2~3cm，再从下点燃施灸，此法是一种简单易行的针灸并用方法，具有温通经脉、行气活血的作用，兼具"针"和"灸"二者之长，适用于寒盛湿重、经络壅滞之症。

（四）温灸器灸

温灸器是专门用于施灸的器具，用温灸器施灸的方法称为温灸器灸，目前临床常用的温灸器有灸架、灸筒、灸盒等。

1. 温灸架灸

采用特制的温灸架（图4-2-6、图4-2-7）进行温灸，具有施灸位置稳定，作用集中、稳定、持久，温度均衡，可以随意调节，可以控制施灸时间等优点，所以容易激发灸感。操作方法：选定腧穴，必须事先系好橡皮带（双股），绕身一周系紧。将艾条燃着烧旺，插入灸架

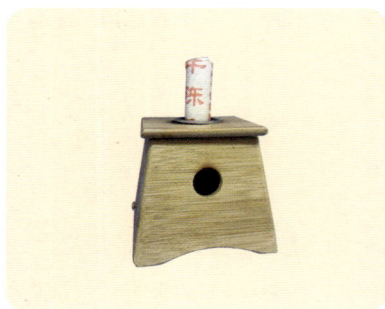

图 4-2-6　艾灸架侧面

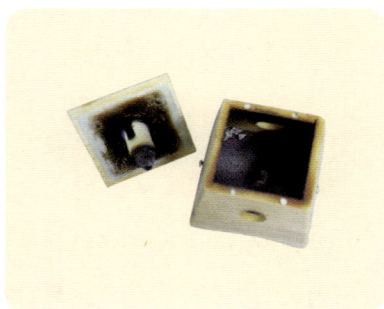

图 4-2-7　艾灸架内面

的顶孔中，对准灸穴，用橡皮带固定左右底裄，使灸架与皮肤垂直。调节温度高低，以温热略烫但能耐受为宜。温度太低则无效，太高又会烫伤皮肤。温灸架灸法具有温里散寒、扶正祛邪的功效，凡艾条温和灸适宜的病症均可使用。

2. 温灸筒器灸

因我国早期的温灸器多制作成圆筒状而得名，比艾条灸更加方便灵活，不受部位限制，艾灰也不容易脱落，十分安全。操作方法：取出灸筒的内筒，把艾绒和药末装到内筒里到大平筒，然后用手指轻按表面艾绒，但不要按实；将内筒放入外筒，用火点燃中央部的艾绒，对患处施灸；将灸筒(底面向下)隔几层布放在腧穴上即可，以患者感到舒适，热力足够而不烫伤皮肤为好；或行来回温熨，直到局部皮肤发热，出现红晕，患者感觉舒适为度。

3. 温灸盒灸

用特制的盒形木制灸具（图4-2-8、图4-2-9），内装艾条并把温灸盒固定在一个部位进行施灸的一种灸器灸法。具体操作：施灸时，点燃艾卷后，置铁纱上，盖上盒盖，放置纱布，将手或足放置在盒盖上进行灸治。每次可灸15～30分钟。此法具有多经多穴同治、火力足、施灸面广、作用

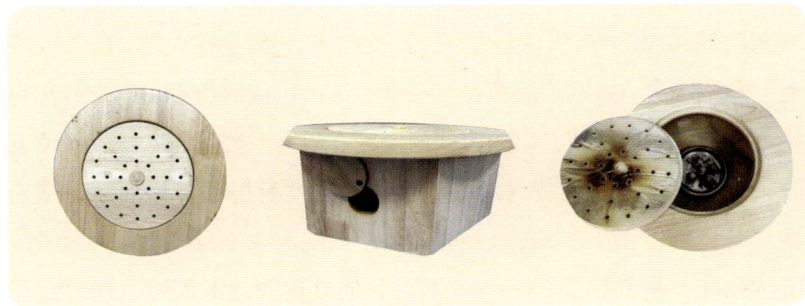

图4-2-8　圆形艾灸盒

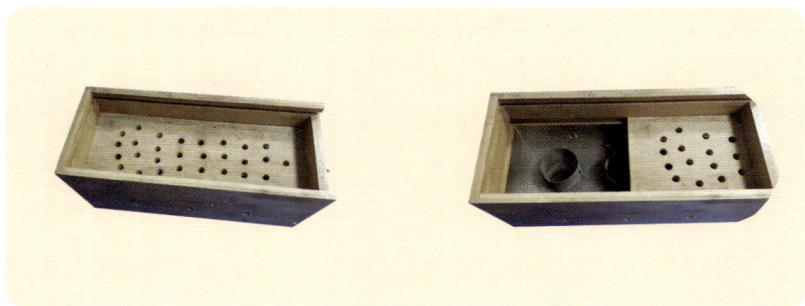

图 4-2-9　方形艾灸盒

强、安全方便等优点。适用于较大面积的灸治。对于慢性、虚寒性及病变部位广泛者尤为适宜，皮损面积广泛者可选择烟熏仓进行全身灸治。

（五）其他灸法

❶ 灯火灸：用灯心草蘸油点燃后，迅速放在耳穴、腧穴或病变部位，以治疗疾病的灸法，属直接灸。操作方法：将灯心草一端浸入植物油内，术者用拇食指捏住灯心草上1cm处，将火点燃，待火焰略变大，立即垂直触点穴位，此时发出"啪"的一声爆淬声，一般每穴每次淬一次即可，个别可视病情淬2～5次。

❷ 天灸：选用对皮肤有刺激性的药物敷贴于穴位或患部，使局部充血并起疱的疗法，又称为药物发疱灸、腧穴敷贴法、自灸或冷灸。操作方法：将选定的药物敷在确定的穴位或部位后用消毒纱布包扎，以胶布固定敷药，以防止药物滑脱。敷药后数小时，敷药部位发热、有少许疼痛，随着时间推移，患者会觉得局部有灼痛感、蚁走感、皮肤潮红，当灼痛感极强时，将所敷的药取下，将小疱用消毒纱布包扎好，避免感染。6～12小时后，伤处皮肤逐渐起疱。水疱会逐渐变大，待水疱内液体充盈、胀满时，经常规消毒，用消毒针一头刺

破水疱底部侧面，抽出水疱内的液体。本法可增强机体抗病能力，预防疾病的发生，适用于多种疾病的治疗。

③ 大灸： 用萝卜片与蒜泥为隔物做大面积灸的铺灸法，能治大病，起沉疴，故名大灸。操作时在施灸部位铺上硬纸板，把制作好的萝卜蒜泥片铺满所选穴位，将做好的艾绒放在萝卜片的中央点燃艾炷，顺序最好从上往下燃起，让艾炷自行燃尽，注意不要让灸火熄灭，随时接上艾炷，防止火力中断，患者感觉发烫时可用镊子夹起萝卜片，避免烫伤患者。灸部皮肤出现深红色时终止灸治，一般每穴灸3～5壮。大灸具有较强的温阳补虚功效，为一般灸法所不及，可以治疗一些虚寒衰弱、久病不起的病症。

④ 敷灸： 将艾绒加适量水或药液再加热后敷在穴区，通过湿热刺激而起到治疗作用的一种灸法。取优质纯艾绒3～5g，放在金属小盆里，用酒精灯加热，再加入适量生理盐水或药液(药液根据病证而选择)，搅拌均匀，继续加热。1～2分钟后用手取出艾绒，挤压艾绒到不滴水、不烫手的时候，放在患者选定的穴区皮肤上，用胶布固定，12～24小时后取下。注意加热艾绒时，火不能过大，以免把艾绒烧焦；敷贴穴区时，艾绒内所含水分不可过多，否则胶布不容易固定；对艾叶过敏者不能使用敷灸。

⑤ 督灸： 又称铺灸。施灸时沿脊柱铺敷药物，形如长蛇，又名长蛇灸（图4-2-10）。具体操作：在督脉大椎至腰俞部位先铺一层无菌纱布，在纱布上铺一5cm宽、3cm厚的新鲜姜泥，上窄下宽呈堤状，在姜堤的上层预留一

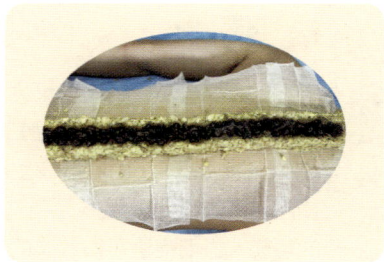

图 4-2-10　督灸

凹槽，用于放置艾绒，然后点燃艾绒，灸毕，移去姜泥。督灸具有温补肾阳、强壮真元、调和阴阳、温通气血、消肿拔毒、止痛发散的作用，适用于虚寒性的慢性疾病。

第三节　灸法的操作

灸法的规范操作与其疗效有着密切的关系，因此要准确掌握灸法的具体操作方法。灸法的操作包括选穴原则、体位的选择、施灸顺序、灸量的控制、补泄方法和灸后调护等内容。

一、选穴原则

选穴原则是灸法操作的重要内容，包括局部取穴、循经取穴、辨证取穴、对症取穴、根据病理反应取穴和经验取穴等几种取穴方法。

> **循经取穴：**
>
> 循经取穴是以经络理论为依据的取穴方法。某一经络或脏腑有病，就选该经脉或所病脏腑本经腧穴施灸。原理是"经脉所过，主治所及"，也可取表里经、同名经或其他经脉的腧穴配合使用。其作用不外是激起经气流行，使气至病所，起到调整全身的功能，进而促进平衡状态的恢复。

局部取穴：

局部取穴是根据每一腧穴都能治疗所在部位的局部或邻近部位的病症这一特性，即"腧穴所在，主治所在"，选取病症局部或邻近的腧穴施灸。由艾灸直接作用于患部，是以调整局部功能为主，提高全身功能为辅的一种取穴法，凡与患病器官邻近的各穴均具有区域性的就近治疗的作用。局部取穴还包括对在体表可见的病损部位是穴或其他刺激点、刺激面施灸如神经性皮炎等。

随证取穴：

随证取穴亦叫对症取穴或辨证取穴。它是针对腧穴的特殊功效提出的，与循经取穴和局部取穴有所不同，循经取穴和局部取穴是以病痛部位为依据选穴施治，但对一些全身性症候，如虚脱、发热、癫狂等并不能完全概括，而本法可采用临床常用的、疗效肯定的一些穴位对症处理，对患者进行及时抢救和治疗。《难经》提出的"腑会太仓，脏会季胁，筋会阳陵，髓会绝骨，血会膈俞，骨会大杼，脉会太渊，气会膻中"理论，说明这些腧穴与某一方面病症有密切关系，临床也可作为对症选穴的依据。

二、体位的选择

施灸前必须调整好体位再取穴，取穴的准确与否直接影响灸疗的效果。常用体位有仰卧位（图4-3-1）、俯卧位（图4-3-2）、侧卧位（图4-3-3）、仰靠坐位、俯伏坐位。一般来讲，仰卧位适用于胸腹部的腧穴，俯卧位适用

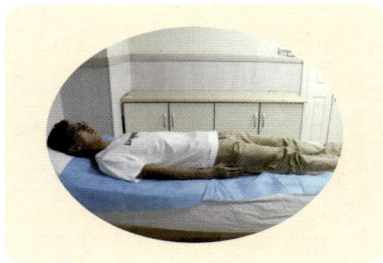

图 4-3-1　仰卧位

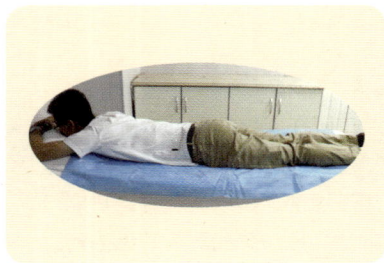

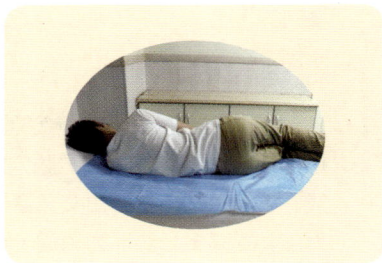

图 4-3-2　俯卧位　　　　　　　　　　图 4-3-3　侧卧位

于腰背部的腧穴，侧卧位适用于身体侧面的腧穴，仰靠坐位适用于前额、颜面、颈前和上胸部的腧穴，俯伏坐位适用于取头顶、后枕、项背部的腧穴，侧伏坐位适用于头颞、面颊、颈侧、耳部的腧穴。无论采取何种姿势，患者均应舒适自然、肌肉放松，施灸部位需明显暴露，使艾炷及其他各种温灸器放置平稳。燃烧时火力集中，热力易于深透肌肉。总之，患者要选择合适的体位，便于医生准确取穴、规范操作，完成灸治过程。

三、施灸顺序

施灸顺序一般宜先灸上部，后灸下部；先背部，后腹部；先头部，后四肢；先灸阳经，后灸阴经；先少后多。《备急千金要方》说："凡灸法先发于上，后发于下，先发于阳，后发于阴。"但在特殊情况下，也可酌情灵活运用，不可拘泥。

四、施灸手法

施灸手法有补有泻，艾灸的补泻，始载于《内经》。《灵枢·背腧》说："以火补者，毋吹其火，须自灭也；以火泻者，疾吹其火，传其艾，须其火灭也"。这是古人对施灸补泻操作方法的具体载述。《针灸大成·艾灸补泻》也记载："以火补者，毋吹其火，须待自灭，即按其穴；以火泻者，速吹其火，开其穴也。"在临床上可根据患者的具体情况，辨证而定，结合腧穴性能，虚者宜补，实者宜泻。一般认为，让艾火自燃，等待自灭的较温和火力为补法；艾火燃烧时用口快吹助燃，使火力较强为泻法。施补法时，艾条宜小而细；泻法时，艾条宜大而粗。

❶ 艾炷灸补法：

点燃艾炷后，不吹艾火，待其徐燃自灭，火力微而温和，时间较长，施灸壮数较多，艾炷大，灸治完毕后用手按压施灸穴位，谓之真气聚而不散，可使火力徐之缓进，发挥温通经脉、驱散寒邪、扶阳益气、行气活血、强壮功能的温补作用。

❷ 艾炷灸泻法：

点燃艾炷后，速吹旺其火，火力较猛，快燃快灭，当患者感觉局部烧灼发烫时，即迅速更换艾炷再灸，灸治时间较短，壮数较少，艾炷小，施灸完毕不按其穴，开其穴可使火毒邪热由肌表而散，从而达到引热外出的目的。

❸ 艾条灸的泻法：

用艾条雀啄灸，每穴每次灸5~7分钟，约60~100下，并可根据病情适当延长时间或增加灸的强度，此法可起到镇静、缓解异常兴奋，促进抑制等作用。

❹ 艾条灸的补法：

用艾条温和灸或回旋灸，每穴每次灸3~5分钟，补法可起到促进生理功能、解除过度抑制、引起兴奋的作用。

五、灸量的控制

灸法是一种温热刺激，要达到一定的温热程度即刺激强度，才能有防治疾病的效果。施灸刺激强度与灸量有关。

灸量即施灸的数量，包括艾炷大小，施灸壮数与次数，施灸时间的长短等。施灸数量原则上要足，火足气至适度而止。灸量不足，火候不到，就达不到治疗的目的。正如《医宗金鉴·刺灸心法要诀》所说："凡灸诸病，必火足气到，始能求愈。"除了灸量充足而适度之外，还应根据患者的体质与年龄、施灸部位、施灸方法、病情病位等因素综合确定灸量。

❶ 对于艾炷、壮数，一般来说炷小、火势小、壮数少则量小；炷大、火势大、壮数多则量大。艾条灸、温灸器灸则以时间计算，太乙神针、雷火神针是以熨灸的次数计算。

❷ 对于体质和年龄，一般青壮年、男性，初病、体实者，宜大炷、多壮；妇女、儿童、老人，久病、体虚者，宜小炷、少壮，须坚持日久。

❸ 对于施灸部位而言，头面、胸背，艾炷不宜大而多；腰背腹部，肌肉丰厚处，可用大炷、多壮；四肢末端、皮肉浅薄而多筋骨处宜少灸。如《备急千金要方》云："头面目咽，灸之最欲生少；手臂四肢，灸之则须小熟，亦不宜多；胸背腹灸之尤宜大熟，其腰脊欲须生少"。

❹ 对于施灸方法，以艾炷灸为例，艾炷直接灸时，可用小炷、中炷；间接灸则用中炷、大炷。

❺ 根据病情、病位定灸量。沉寒痼冷、元气将脱者需扶助阳气、温寒解凝，非大炷多壮不能奏效。病在浅表、在内则灸量宜大。痈疽阴疮虽发于体表，但病根在内，故灸量亦须大。

❻ 灸量还与疗程相关。疗程长灸量大，用于慢性病；疗程短灸量小，多用于急性病。一般来说，急性病疗程短，每天可灸2~3次；慢性病疗程长，可每天灸1次，或2~3天灸1次。

第五章 5 治疗注意事项及意外处理

第一节　注意事项和禁忌

一、注意事项

虽然灸疗方法简便，但在临床应用时，尚须注意以下几点，以保证其安全有效。

1	施灸前根据患者的体质、病情，选用合适的灸疗方法，并取得患者的合作。临床施灸应选择正确的体位，要求患者的体位平正舒适，既有利于准确选定穴位，又有利于艾炷的安放和施灸的顺利完成。
2	施艾炷直接灸时，应用75%酒精棉球消毒，消毒面积要大，以防灸后皮肤破溃，继发感染。正常的瘢痕灸，脓色较淡，多为白色，若感染细菌而化脓则脓色黄绿，出现黄绿色脓，应外用消炎药膏等。无瘢痕灸者局部出现水疱，若水疱不大，可用敷料覆盖，并嘱患者不要抓挠，一般数日后即可吸收自愈，若水疱过大，宜用消毒针引出水疱内液，外用敷料覆盖，数日内即可痊愈。

3   灸治时操作者要专心致志，耐心坚持。施灸时要注意思想集中，不要在施灸时分散注意力，以免艾条移动，不在穴位上，徒伤皮肉，浪费时间。必须充分暴露施灸部位，环境温度应保持温暖适宜，不可有风直吹操作部位。

4   掌握好施灸的顺序、时间及刺激量。要循序渐进，初次使用灸法要注意掌握好刺激量，先少量、小剂量，如用小艾炷，或灸的时间短一些，壮数少一些，以后再加大剂量，不要一开始就大剂量进行。腰腹部施灸壮数可多，胸部、四肢施灸壮数宜少，头颈部更少。青壮年施灸，壮数可多，时间可长；老人、小儿施灸，壮数应少，时间宜短。颜面部、心区、大血管及关节处不可用瘢痕灸，孕妇的腹部和腰骶部不宜施灸。昏迷、局部感觉迟钝或消失者，勿灸过量。

5   施灸过程中，如发生头晕、大汗淋漓等现象，此称为晕灸，一旦发生晕灸，要立即停灸，并嘱患者静卧。

6   施灸时防止艾火脱落灼伤皮肤、衣服和被褥，治疗结束后必须熄灭艾绒，以防复燃。

7   施用化脓灸后，在化脓期或灸后起疱破溃期，均应忌酒、鱼腥及刺激性食物。

二、禁忌

从总的原则上来讲，艾灸一般多适用于虚症、寒症、阴症，对阴虚阳亢和邪热内炽的患者不宜使用灸法。如阴虚火旺的结核病，血热妄行的吐血、衄血、咯血，肝阳上亢的头晕、头痛，以及中风痹症、热毒旺盛等均须慎用。

❶ 禁灸部位

颜面部不宜着肤灸；心脏虚里处、大血管处、关节部位、睾丸、乳头、阴部不可灸；妊娠期妇女小腹部以及腰骶部慎灸；皮肤感染、溃疡、瘢痕等部位不宜灸。

❷ 禁忌病证

无论外感热病或阴虚内热证，凡脉象数疾者禁灸；某些传染病发病期间出现大量吐血、高热、昏迷、抽搐，或身体极度衰竭者忌灸；自发性出血或损伤后出血不止者忌灸；无自制行为能力的精神病患者忌灸。

❸ 禁忌体质

对于过饱、过劳、过饥、醉酒、大渴、大惊、大恐、大怒者，慎用灸法；妇女经期，慎用灸法；少数对艾叶等灸材料过敏者可采用热艾仪或其他穴位刺激法。

第二节　意外情况预防及处理

一、灼伤

原因 灸治时间过长，与皮损部位距离过近；艾灰脱落。

处理 轻度的烫伤，局部皮肤会出现泛红的表现，这种情况属于一度烫伤，可以不用处理，一般一周左右自行消退；如果出现了水疱，小疱可以直接涂一点烫伤膏，水疱较大者，可以用消毒的针将疱内液体放出来，同时外用一些消炎药膏，预防感染。

预防 根据病情、患者的体质合理选择灸法的操作方法，控制好灸量，操作过程中密切观察，避免艾灰脱落。

二、感染

原因 灸前局部消毒不彻底；灸后创面护理不当，搔抓或接触污染物。

处理 灸疮脓液呈黄绿色或有渗血现象者，可用消炎药膏或玉红膏涂敷，并内服消炎药物。

预防 治疗前局部常规消毒；治疗后保持创面洁净，避免搔抓或接触污染物。

三、灸后不适

原因 灸后若出现口干舌燥、牙龈红肿、头晕、咽痛等不适症状，是由于艾灸激发了人体的阳气，灸后体内阴阳暂时被打破，阳气上炎，一般为正常现象；艾灸的时间过长也会产生上述现象；劣质的艾条，亦可导致。

处理 一般不需要特殊处理，灸后多喝温开水，必要时停止治疗，症状可缓解。

预防 灸治时选择好的艾绒，适当控制艾灸的火力和时间；艾灸时，注意适当休息，调整生活作息，以清淡饮食为宜；灸后补充水分。

四、过敏

原因 敏感体质，对烟雾、艾或灸治过程中接触的器具出现刺激症状或变态反应。

处理 脱离治疗环境，哮喘患者随身携带治疗哮喘的气雾剂，以控制哮喘的急性发作，严重时给予抗组胺药物或激素类药物治疗。

预防 治疗前详细询问过敏史，做好防护措施，如治疗室安置烟雾排放装置等。

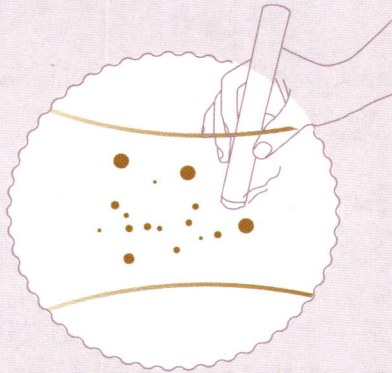

3

临
床
篇

第六章 6 病毒性皮肤病

第一节　热疮（单纯疱疹）

一、定义

热疮是指发热后或高热过程中在皮肤黏膜交界处所发生的一种急性疱疹性皮肤病。古代文献又称为"热疮""热气疮""火燎疮""剪口疮"。相当于西医的单纯疱疹。（图6-1-1）

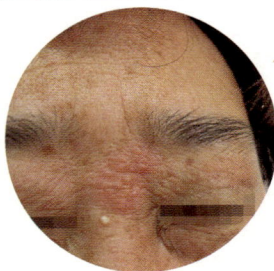

图6-1-1　热疮

（由李铁男团队供图）

二、病因病机

总因外感风温热毒，阻于肺胃二经，蕴蒸皮肤而生；或肝经湿热下注，阻于阴部而成疮；或因反复发作，热邪伤津，阴虚内热所致。

三、诊断要点

❶ 多发于热病（如猩红热、重感冒、疟疾等）过程中或发热之后。

❷ 好发于口角、唇缘、眼睑、鼻孔旁、外生殖器等处的皮肤与黏膜交界处。

❸ 皮损呈针尖大小至绿豆大小成群的水疱，疱液先清后浊，周围红晕，自觉瘙痒、灼热。数日后疱破露出糜烂面，渐结痂痊愈。病程约1周，易反复发作。

❹ 水疱底部刮取物涂片可见细胞核内病毒包涵体。

四、辨证论治

肺胃蕴热证

证候 口唇、眼、鼻周围、面颊及外阴等皮肤粘膜交界处簇集成群水疱，患处皮肤有发紧、烧灼和痒痛感，便干溲赤，舌红苔白，脉弦滑。

治则 清解肺胃毒热。

操作要点 依据病损部位，患者取坐位或卧位，充分暴露疱疹皮损区域。艾灸治疗以皮损为单位，首先在皮损局部行常规消毒后，施术者手持点燃的艾条在疱疹及疼痛区进行施灸，采用悬灸法进行治疗。施灸时，将艾条点燃的一端，对准应施灸的部位，在距离皮肤2～3cm处熏烤，使被施灸部位有温热感而无灼痛感为宜，可间歇5～10秒后反复施灸，一般治疗

10～20分钟，至患者感觉舒适或疼痛消失为度。配灸大椎/肺俞，小儿或可选神阙穴。

疗程 隔日治疗1次，5～10次/疗程。可酌情配合中药涂擦等治疗。

五、按语

热疮，西医称之为单纯疱疹，是由人类单纯疱疹病毒引起的皮肤病。中医认为单纯疱疹主要是由风热和湿热毒邪所致，反复发作者多为气阴不足，虚热内扰。中医外治特色疗法之艾灸疗法，具有温经散寒、活血化瘀、通经络之功，借助火力强开外门，引动火热毒邪直接外泻，从而使热清毒解，同时借火热之力直接激发经气，鼓舞血气运行，促进皮疹迅速恢复。对于反复发作者，予艾灸激发经气，鼓舞血气运行，温化脏腑阳气，扶正祛邪，减少复发。艾灸法不失为本病优选治疗方法之一。

六、注意事项

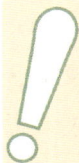

- 和患者或家属沟通治疗方法及注意事项；
- 保持疱疹局部清洁，防止继发感染；控制施灸温度，面部皮损施灸建议避开眼睛并采用温和灸法施治，温度和时间应适当减少，以患者舒适为度。热感明显即间歇，生殖器疱疹可适当加大剂量，微热痛即止；
- 施灸后局部皮肤出现微红灼热，属正常现象；

- 循序渐进，第一次施灸治疗要控制好时间，切忌一开始就用大剂量进行治疗；
- 严重高血压、冠心病患者慎用，孕妇忌用。

第二节　疣

一、定义

是一种发生于皮肤浅表的良性赘生物，系由人类乳头瘤病毒引起的一组以细胞增生反应为主的皮肤病。其中以发生的部位、皮损差异而有不同的名称。中医文献中记载的"疣目""枯筋箭""千日疮""悔气疮""疣疮""瘊子"与之相类似。因皮损形态及发病部位不同而名称各异。

二、病因病机

本病可由外感邪毒，肝旺血燥，肝失疏泄，气血失和，气滞血瘀结于皮肤所致，或由于气阴不足，血虚风燥，时久致肾虚血燥，肌肤失润，加之腠理不密，复感邪毒，搏结于肌肤而发为本病。

三、诊断要点

❶ 寻常疣

最初为一个针头大小至绿豆大的疣状赘生物，呈半球形或多角形，突出表面，色灰白或污黄，表面蓬松枯槁，状如花蕊，粗糙而坚硬。以后体积渐次增大，发展呈乳头状赘生物，此为原发性损害，称母瘊。此后由于自身接种，数目增多，一般为二三个，多则十余个至数十个不等，有时可呈群集状。好发于手背、手指，也可见于头面部。病程慢性，有自然消退者。一般无自觉症状，常因搔抓、碰撞、摩擦破伤而出血。（图6-2-1）

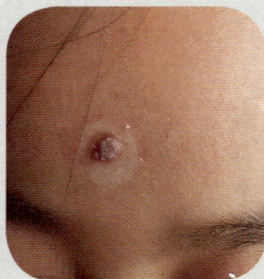

图6-2-1 寻常疣
(由刘巧团队供图)

❷ 扁平疣

为皮损表面光滑的扁平丘疹，针头、米粒到黄豆大小，呈淡红色、褐色或正常皮肤颜色。数目很多，散在分布，或簇集成群，有的相互融合，常因搔抓沿表皮剥蚀处发生而形成一串新的损害。好发于颜面和手背。一般无自觉症状，偶有瘙痒感，有时可自行消退，但也可复发。（图6-2-2）

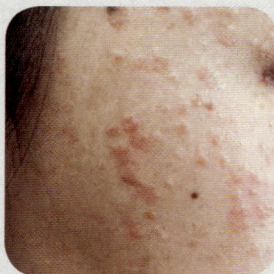

图6-2-2 扁平疣
(由刘巧团队供图)

❸ 跖疣

皮损为角化性丘疹，中央稍凹，外周有稍带黄色高起的角质环，除去表皮角质后，或见疏松的白色乳头状角质物，掐或挑破后易出血，数目多时可融合成片。有明显的压痛，用手挤压则疼痛加剧。常在外伤部位发生，足部多汗者易发生本病。

四、辨证论治

湿热血瘀证

证候　皮损色灰或褐，大小不一，高出皮肤，质地坚硬；舌黯红，苔薄，脉细。

治则　清化湿热，活血化瘀。

操作要点　依据病损部位，患者取坐位或卧位，充分暴露皮损区域。艾灸治疗以疣体为单位。消毒患处，根据疣体大小选用精制艾绒制成麦粒或绿豆大的小艾炷，将略小于疣体的艾炷放于疣体之上，施术者第一步用线香点燃艾炷，第二步灸至患者感觉局部微有热痛，第三步术者在患者感觉有热微痛时迅即用手压灭艾炷，第四步让未燃尽的艾炷继续放置在原处；接着重复上述操作步骤。每次治疗约灸10壮，治疗时间为10分钟，每日1次，连灸6日。大约10天后，疣体和周围0.5cm痂皮逐步脱落，代之为红润、柔软的健康皮肤。可酌情配合中药泡洗或涂擦等治疗。也可选用回旋灸和隔蒜灸，操作如下：

❶ 回旋灸 选用5年纯艾条，采用回旋灸手法，将点燃的艾灸对准最大或最早出现的疣体（母疣），距离以接近疣体，有温热感且患者能耐受为宜，以局部皮肤微红为度，直至患者感到稍有灼痛时，暂时移开艾条，片刻再次重复上法操作。远端配穴取关元、足三里。将上述艾条，置于艾灸架中悬灸，对准所选穴位，距离约2~3cm，足三里双侧同时施灸，以患者局部有温热感而无灼痛为度。每次灸30分钟，每日1次。每周5次，3周为1个疗程，共计治疗2个疗程。

❷ 艾条隔蒜灸 以艾条隔蒜灸患处，每处15分钟，每日1次，连续4周为1个疗程。艾条隔蒜灸：将大蒜切成2mm厚的薄片，用大头针以间隔2mm距离扎出数个小孔放置在疣体表面，艾条采用雀啄灸，一般每处灸15分钟，艾条灸距离以患者自觉表皮热而不烫、能耐受为度。

五、按语

疣的病原是人乳头瘤病毒，由于摩擦和挤压，尤其跖疣在步行中不断挤压疣体使疣体不易暴露，生长快且易于种植，又加上局部角质层很厚，常用的手术、药物、激光、放射治疗、针刺、艾条灸、冷冻治疗等方法不易治愈。中医称"瘊子""牛程蹇"，其病因病机概括为"虚则致疣，瘀则痛疣"。正气不足，气血营卫失和，抵御外邪无力，毒邪侵袭肌表。正气不足，日久经络阻滞，气血不通，瘀结疼痛。灸法具有"扶正祛邪，温通散瘀"之效。《心法》云："灸乃开结破硬之法"，小艾炷直接灸于患处，既能发挥艾炷灸的作用又使患者痛苦小、易于接受，标本兼治，可收良效。

六、注意事项

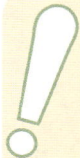

- 治疗前应与患者充分沟通治疗方法及可能出现的意外，如灼伤、瘢痕等；

- 临床上小艾炷推荐用于治疗掌跖疣和肢体寻常疣，面部不宜采用此方法；

- 艾灸治疗时应注重治神和守神，初次灸疗艾炷宜小，次数宜多，动作宜柔和而敏捷；

- 小艾炷直接灸治疗跖疣具有疗效好、痛苦小、费用少、不影响洗脚、不留或少留瘢痕、治疗后可以行走的优点；

- 严重高血压、冠心病患者慎用，孕妇忌用。

第七章 真菌性皮肤病

第一节　头癣

一、定义

　　头癣是发生于头部毛发及皮肤的一种真菌病。临床上因致病菌不同而表现为为黄癣和白癣，中医病名分别称为"秃疮""瘟痢""癞头疮""肥粘疮""白秃"。《医宗金鉴·外科心法》记载："此证头生白痂，小者如豆，大者如钱，俗名钱癣，又名肥疮，多生小儿头上，瘙痒难堪，却不疼痛，日久延绵成片，发焦脱落即成秃疮，又名癞头疮。"

二、病因病机

　　多由接触患者的理发用具、帽、枕等传染而得；或理发时腠理开泄，外邪侵入，结聚不散，以致气血不潮，皮肤干枯而成；或由脾胃湿热内蕴，湿甚则痒流汁，热甚则生风生燥，肌肤失养，以致皮生白屑，发焦脱落。

三、诊断要点

1 初起红色丘疹，或有脓疱，干后结痂成蜡黄色，临床特征有黄癣痂堆积，癣痂呈蜡黄色，肥厚粘腻，周边游离，可融合成片，有鼠臭味，毛发干燥，不均匀脱落，日久患者会有不规则的萎缩性瘢痕，可侵犯皮肤。

2 白癣初起时头皮有灰白色鳞屑，渐扩大，境界清楚，皮损处毛发失去光泽，变脆易折成为高低不平的断发，病发根部包绕有白色鳞屑形成的菌鞘。自觉瘙痒，秃发可再生，不留瘢痕。

四、辨证论治

风湿毒聚证

证候 皮损泛发，蔓延浸淫，大部分毛发受累，黄痂堆积，毛发易断或脱落，或可留秃斑。苔薄白，脉濡。

治则 祛风除湿，杀虫止痒。

操作要点 依据病损部位，患者取坐位或卧位，剃除毛发清洁头部。艾灸治疗以皮损为单位，首先在皮损局部行常规消毒后，施术者手持点燃的艾条在皮损区进行施灸，白癣用悬灸法，黄癣用小艾炷灸法进行治疗。悬灸时，将艾条点燃的一端，对准应施灸的部位，在距离皮肤2～3cm处熏烤，使被施灸部位有温热感而无灼痛感为宜，可间歇5～10秒后反复施灸，一般治疗10～20分钟，至患者感觉局部灼热为度。小艾炷灸根据皮损大小选用精制艾绒制成麦粒或绿豆大的小艾炷，将略小于病损的艾炷放于脓痂和秃斑之上，施术者第一步用线香点燃艾炷，第二步灸至患者感觉局部微有热痛，第三步术者在患者感觉有热微痛时迅用手压灭艾炷，第四步让未燃尽的艾炷继续放置在原处；接着重复上述操作步骤。每次治疗约灸10壮，治疗时间为10分钟，每日1次，连灸6日。大约5天后，癣痂和周围0.5cm痂皮逐步脱落，直至红润柔软的正常皮肤代替脓痂和瘢痕。

疗程 隔日治疗1次，5～10次/疗程。

五、按语

头癣是发生于头部毛发及皮肤的一种真菌病。病变有丘疹、脓疱、皮屑、脓痂及断发和斑秃。艾灸可抗炎、抗真菌，直接作用于病灶部位，同时具有促进局部血液循环，软化角质，达到解毒祛湿、温经散寒、活血化瘀的作用，杀灭真菌使毛发再生，同时可提高机体免疫功能，治疗即刻可缓解皮损局部的瘙痒，为本病优选治疗方法。

六、注意事项

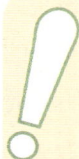

- 与患者或家属沟通治疗方法及注意事项；
- 保持双足清洁，防止继发感染；控制施灸温度，治疗中可逐渐加大剂量，微热痛即止，趾甲和较厚的皮损可采用小艾炷灸法，至皮损变薄后改为悬灸法；
- 施灸后局部皮肤出现微红灼热，属正常现象；

- 循序渐进，第一次施灸治疗要控制好时间，切忌一开始就用大剂量进行治疗，尤其是糜烂型更应缓和施治；

- 瘢痕体质者不可用小艾炷灸法；

- 严重高血压、冠心病患者慎用，孕妇忌用。

第二节　鹅掌风（手癣）

一、定义

鹅掌风是手部的浅表真菌病。因其手部粗糙干裂如鹅掌而得名。古代文献称之为"鹅掌风"。相当于西医的手癣。（图7-2-1）

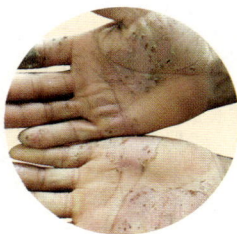

图7-2-1　鹅掌风
（由刘巧团队供图）

二、病因病机

多因外感风、湿、热毒，蕴积皮肤，病久则气血不能荣润，皮肤失养，以致皮肤肥厚燥裂，形如鹅掌；或由相互接触，毒邪相染，可沾染他人；亦可由脚湿气传染而得。

三、诊断要点

❶	❷	❸
多见于成年人，好发于手掌及指缝间。	皮损初起为小水疱，甚痒，破溃后糜烂渗出，或伴有潮红，以后逐渐扩大或融合，形成不规则损害。	病程缓慢，如不及时治疗，可多年不愈，以至皲裂或皮肤粗糙。

四、辨证论治

湿热毒蕴证

证候 手掌和手指有弥漫角化过度，也可有表皮剥脱、水疱和丘疹，瘙痒明显，或角化皲裂，或指甲增厚或萎缩。

治则 清热利湿解毒。

操作要点 依据病损部位，患者取坐位，充分暴露双手皮损区域。艾灸治疗以皮损为单位，首先在皮损局部行常规消毒后，施术者手持点燃的艾条在疱疹及疼痛区进行施灸，采用悬灸法进行治疗。施灸时，将艾条点燃的一端，对准应施灸的部位，在距离皮肤2～3cm处熏烤，使被施灸部位有温热感而微灼痛感为宜，可间歇5～10秒后反复施灸，指甲部位可采用小艾炷灸法。一般治疗10～20分钟，至患者感觉舒适或瘙痒感消失为度。配灸大椎、肺俞，小儿或可选神阙穴。

疗程 隔日治疗1次，5～10次/疗程。可酌情配合中药泡洗等治疗。

五、按语

手癣俗称鹅掌风，是由真菌感染引起的。临床表现为瘙痒、丘疹、水疱、红斑和脱屑。长期慢性病变可见粗糙、干燥、增厚，还可伴有皲裂和出血。而艾灸可抗真菌，直接作用于病灶部位，同时具有促进局部血液循环，软化角质，达到解毒祛湿、温经散寒、活血化瘀的作用，同时可提高机体免疫功能，治疗即刻可缓解皮损局部的瘙痒，艾灸疗法不失为本病优选治疗方法之一。

六、注意事项

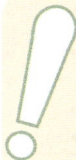

- 与患者或家属沟通治疗方法及注意事项；
- 保持手掌局部清洁，防止继发感染；控制施灸温度，治疗中可逐渐加大剂量，微热、痛即止，指甲和较厚的皮损可采用小艾炷灸法，至皮损变薄后改为悬灸法；
- 施灸后局部皮肤出现微红灼热，属正常现象；
- 循序渐进，第一次施灸治疗要控制好时间，切忌一开始就用大剂量进行治疗；
- 严重高血压、冠心病患者慎用，孕妇忌用。

第三节 脚湿气（足癣）

一、定义

脚湿气是足部的浅表真菌病。因其脚趾间或足底部生小水疱，脱皮糜烂流汁而有特殊气味，故称脚湿气。文献中又有"脚气疮""烂脚丫""臭田螺""香港脚"之称。相当于西医的足癣。（图7-3-1）

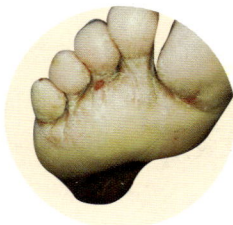

图7-3-1 脚湿气
（由刘巧团队供图）

二、病因病机

由脾胃二经湿热下注而成；或久居湿地，水中工作，水浆浸渍，感染湿毒所致，多由公用脚盆、拖鞋，水池洗脚相互侵染而得。

三、诊断要点

❶ 男女老少均可发病，但多见于青壮年男性，尤以长期在潮湿环境工作者好发。

❷ 好发于足趾及3~4趾缝，可两侧发生。皮损初起为小水疱，痒甚，破溃或吸收后可出现脱屑。一般以水疱、糜烂多见，并有特殊的臭味。

❸ 病程缓慢，时好时发，夏重冬轻。

四、辨证治论

湿热下注证

证候　足弓及趾的两侧成群或分散的深在性皮下水疱，瘙痒，趾间潮湿，皮肤浸渍发白。去除白皮基底呈鲜红色，剧烈瘙痒，往往搓抓至皮烂疼痛渗水流血方止，并易复发。

治则　祛风除湿，解毒杀虫。

操作要点　用清热利湿的中药汤剂泡足，患者取卧位，充分暴露双足，皮损局部行常规消毒后，用注射针头剔破深在性皮下水疱。艾灸治疗以皮损为单位，施术者手持点燃的艾条在疱疹及疼痛区进行施灸，采用悬灸法进行治疗。施灸时，将艾条点燃的一端，对准应施灸的部位，在距离皮肤2～3cm处熏烤，使被施灸部位有温热感而微灼痛感为宜，可间歇5～10秒后反复施灸，趾甲部位可采用小艾炷灸法。一般治疗10～20分钟，至患者感觉舒适或瘙痒感消失为度。配灸曲池、肺俞、脾俞、丰隆穴。

疗程　隔日治疗1次，5～10次/疗程。可酌情配合外用药涂擦或封包治疗。

五、按语

足癣以脚丫糜烂、瘙痒有臭味而得名，是由真菌侵入足部表皮所引起。皮损处足趾焮红肿痛，起疱糜烂渗液而臭者称"臭田螺""田螺疮"。病损主要发生在趾缝、或足底，以皮下水疱，趾间浸渍糜烂，渗液滋水，角化过度，脱屑，瘙痒等为特征。艾灸可抗炎、抗真菌，直接作用于病灶部位，促进局部血液循环，软化角质，达到解毒祛湿、温经散寒、活血化瘀、杀虫止痒的作用，同时可提高机体免疫功能，治疗即刻可缓解皮损局部的瘙痒，为本病优选治疗方法。

六、注意事项

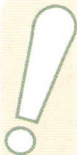

- 与患者或家属沟通治疗方法及注意事项；
- 保持双足清洁，防止继发感染；控制施灸温度，治疗中可逐渐加大剂量，微热痛即止，趾甲和较厚的皮损可采用小艾炷灸法，至皮损变薄后改为悬灸法，施灸后局部皮肤出现微红灼热，属正常现象；
- 循序渐进，第一次施灸治疗要控制好时间，切忌一开始就用大剂量进行治疗，尤其是糜烂型更应缓和施治；
- 严重高血压、冠心病患者慎用，孕妇忌用。

第八章 8 变应性皮肤病

第一节 湿疮（湿疹）

一、定义

湿疮是一种常见的由于禀赋不耐，因内外因素作用而引起的过敏性炎症性皮肤病。其临床特点为皮损形态多样，对称分布，剧烈瘙痒，有渗出倾向，反复发作，易成慢性等。根据湿疮的不同发病部位及皮损特点，古代文献中又称之为"浸淫疮""血风疮""粟疮""旋耳疮""瘑疮""肾囊风""绣球风""脐疮""四弯风""乳头风"等。本病相当于西医的湿疹。

二、病因病机

湿疮病因复杂，可由多种内、外因素引起。常因禀赋不耐，饮食失节，或过食辛辣刺激荤腥动风之物，使脾胃受损，失其健运，湿热内生，又兼外受风邪，内外两邪相搏，风湿热邪浸淫肌肤所致。其发生与心、肺、肝、脾四经关系密切。

三、诊断要点

急性湿疹

1 急性发病。

2 常对称分布。好发于面、耳、手、足、前臂、小腿等外露部位，严重时可延及全身。

3 皮损多形性，可在红斑基础上出现丘疹、丘疱疹及小水疱，集簇成片状，边缘不清。常因搔抓引起糜烂、渗出。如染毒，可有脓疱、脓液及脓痂，臖核肿大。

4 自觉剧痒及灼热感。

亚急性湿疹

1 急性湿疮经治疗，红肿及渗出减轻，进入亚急性阶段，或由慢性湿疮加重所致。

2 皮损以小丘疹、鳞屑和结痂为主，仅有少数丘疱疹和糜烂或有轻度浸润。

3 自觉瘙痒。

慢性湿疹

1 可由急性湿疹反复发作而致或开始即呈慢性。

2 好发于面部、耳后、肘、腘窝、小腿、外阴和肛门等部位，伴剧痒。

3 皮损较局限，肥厚浸润显著，境界清楚，多有色素沉着。

4 病程慢性，常有急性发作。

四、辨证论治

湿热证

证候 皮肤潮红、丘疹、丘疱疹、水疱、糜烂、渗液；自觉灼热、瘙痒。舌红苔黄，脉滑数。（图8-1-1、图8-1-2）

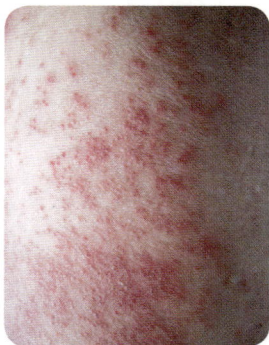

图8-1-1 湿疮—湿热证
（由李铁男团队供图）

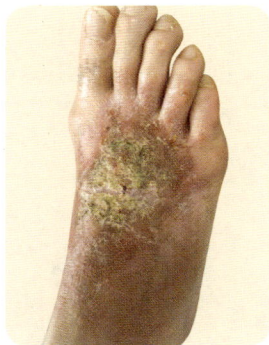

图8-1-2 湿疮—湿热证
（由李铁男团队供图）

治则 清热利湿。

操作要点 依据病损部位，患者取坐位或卧位，充分暴露皮损区域。艾灸治疗以皮损为单位，施术者手持点燃的艾条或药卷在皮损区进行施灸，本证型渗出糜烂较多，皮损区先用清热利湿的中药煎剂进行湿敷20分钟后开始施灸治疗。选择纯艾条灸或清热利湿的中药卷，面积较大且在躯干部者可选择艾灸盒进行施灸治疗。可选择配合加灸大椎、肺俞。可采用温和灸与回旋灸法相结合进行治疗，也可选择艾灸盒或艾灸罐进行治疗。艾灸或雷火灸施灸时，将艾条或药卷点燃的一端，对准应施灸的部位，在距离皮肤2~3cm处熏烤，使被施灸部位有温热感而无灼痛感为宜，同时均匀地左右方向移动或反复旋转施灸，一般治疗每部位循环施灸5~10分钟，至患者感觉舒适或瘙痒消失为度。药卷熏法一般每日1~2次，需视患者接受能力而定，每次烟熏时间可依据病情确定。

可酌情配合NB-UVB，He-Ne激光局部照射治疗以减少渗出。

脾虚湿蕴证

证候 皮损色淡或褐，红斑、丘疹、丘疱疹、少量渗液或皮肤肥厚、粗糙；自觉瘙痒。舌淡胖苔腻，脉濡或滑。

治则 健脾利湿。

操作要点 依据病损部位，患者取坐位或卧位，充分暴露皮损区域。艾灸治疗以皮损为单位，施术者手持点燃的艾条或药卷在皮损区进行施灸，选择纯艾条灸或健脾利湿的中药卷，面积较大且在躯干部者可选择艾灸盒进行施灸治疗。同时配合加灸中脘、胃俞、足三里、丰隆。

可酌情配合皮损区拔罐等治疗。

血虚风燥证

证候 皮肤肥厚粗糙，鳞屑，苔藓样变，色素沉着；自觉阵发性瘙痒。舌淡，脉细弦。（图8-1-3、图8-1-4）

治则 养血祛风润燥。

操作要点 依据病损部位，患者取坐位或卧位，充分暴露皮损区域。艾灸治疗以皮损为单位，施术者手持点燃的艾条或药卷在皮损区进行施灸，选择纯艾条灸或养血祛风润燥的中药卷，面积较大且在躯干部者可选择艾灸盒或烟熏仓进行施灸治疗。同时配合加灸关元、神阙、肺俞、足三里。瘙痒重者可配合艾灸曲池、合谷、三阴交。每穴灸5～10分钟，可循序渐进增加时间。

可酌情配合放血、拔罐等治疗。

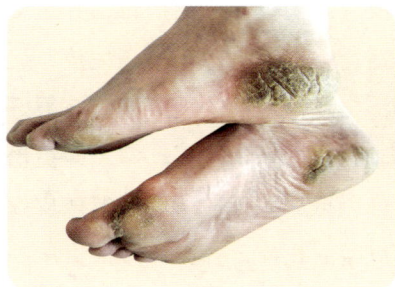

图8-1-3 湿疮—血虚风燥证
（由李铁男团队供图）

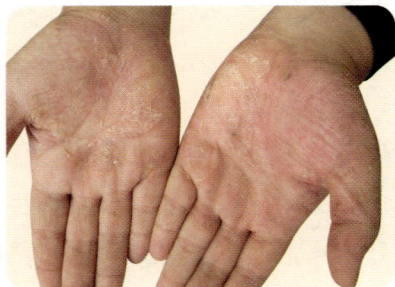

图8-1-4 湿疮—血虚风燥证
（由李铁男团队供图）

五、按语

　　湿疹是临床最常见的过敏性炎症性皮肤病，总因禀赋不耐，风湿热阻于肌肤所致。西医认为湿疹是由多种复杂的内外因素引起的一种具有多形性皮损和有渗出倾向的皮肤炎症性反应。病因复杂，大多难以确定。中医特色外治疗法—艾灸治疗可直接作用于病灶（阿是穴），达到药物无法比拟的疗效。艾性温，可温经散寒，味芳香，有开毛窍、透肌肤的作用，又"艾能温通十二经脉"，点燃熏灸，作用尤著。现代药理学研究证明艾叶中所含的挥发油有活血、消肿、止痛、收敛、止痒、降低毛细血管通透性、抗细菌、抗真菌等作用。艾灸治疗的过程中用艾燃烧所产生的温和热力刺激体表腧穴，通过经络传导可激发人体脏腑经络的功能，调整机体阴阳气血的运行。正如《灵枢·官能》所说："阴阳皆虚，火自当之"。现代医学证明艾灸具有调整人体脏器和组织功能，促进体内新陈代谢，增加细胞的数量，增强吞噬细胞的吞噬功能，调整和提高机体的免疫功能，增加机体抵抗力。艾灸不仅可以消炎、杀菌消毒，并且艾灸热力深透局部，可促进局部气血运行，抑制渗出，提高免疫，达到扶正祛邪之目的，针对急性期的渗出及慢性期的反复瘙痒有很好的作用。如《针灸大成》云："在肌腠非熨火焫不能以达"，即指治疗皮肤病，除了艾灸，其他办法都难以抵达病灶。所以在湿疹皮损处（阿是穴）进行艾灸或药卷熏灼可瞬时止痒，并且可以促进皮损局部血液循环，消除炎症渗出，加速代谢产物的排泄。通过艾灸体表和腧穴，通过经络传导，激发脏腑经络的功能，达到调整机体阴阳气血运行的目的。

六、注意事项

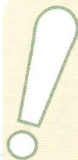

- 和患者或家属沟通治疗方法及注意事项；

- 注意皮肤的清洁、干燥，勿抓搔；急性者忌用烫洗及刺物；

- 消除患者的急躁、悲观、抑郁和焦虑心理，避免精神紧张，增强治疗的信心；

- 患者宜清淡饮食，食富含维生素C的食物，慎食含有防腐剂的饮料；

- 保持患者皮损局部清洁，防止继发感染；面部皮损建议避开眼睛并采用温和灸法施治，温度和时间应适当减少，以患者舒适为度；

- 本病诊治中注意病情变化，在急性期或亚急性期有明显渗出或感染的应采用综合治疗；

- 严重高血压、冠心病患者慎用，孕妇忌用。

第二节　瘾疹（荨麻疹）

一、定义

瘾疹是因皮肤上出现鲜红色或苍白色风团，时隐时现，故名。本病以瘙痒性风团，突然发生，迅速消退，不留任何痕迹为特征。常分为急性、慢性两类。急性者，骤发速愈；慢性者，反复发作达数月或更久。古代文献称之为瘾疹。相当于西医的荨麻疹。（图8-2-1）

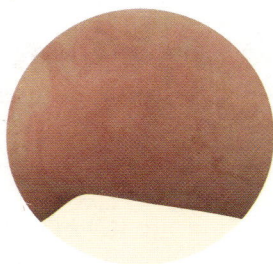

图8-2-1　瘾疹
（由李铁男团队供图）

二、病因病机

本病总因禀赋不耐，对某些物质过敏所致。可因气血虚弱，卫气失固；或因饮食不慎，多吃鱼腥海味、辛辣刺激食物，或因药物、生物制品、慢性感染病灶、昆虫叮咬、肠道寄生虫，或因七情内伤、外受虚邪贼风侵袭等多种因素所诱发。

三、诊断要点

① 突然出现风团，大小不等，形态各异，境界清楚。

② 发无定处、定时，时隐时现，消退后不留痕迹。

③ 剧烈瘙痒，或有烧伤、刺痛感。

④ 部分病例可有腹痛腹泻，或气促胸闷，呼吸困难，甚则引起窒息。

⑤ 皮肤划痕试验阳性。

四、辨证论治

风寒束表证

证候 风团色泽白，遇寒尤甚，受暖则减；恶寒怕冷，口不渴；舌质淡红，苔薄白，脉浮紧。

治则 疏风散寒，解表止痒。

操作要点 依据所选穴位在体表的标志，患者取适当体位，并充分暴露施灸部位。主穴：神阙、双侧曲池、足三里、血海、肺俞；配穴：大椎穴。根据病情和个体差异可选择不同的灸法。具体灸法操作如下：①温针灸：选穴定位后，摆好体位，消毒，用1.5寸、3寸毫针进针得气后，施平补平泻手法，穴位周围放一纸片，取大约2cm长的艾条，缠在针柄上，于艾条的下端点燃，距皮肤2~3cm，至患者感觉温和舒适为准，避免烫伤皮肤，燃尽去灰，换另一壮，2壮/穴，3次/周，隔日1次，9次/疗程。②温和灸与回旋灸相结合：点燃艾卷的一端，对准施灸穴位，距离皮肤2～3cm，均匀地左右方向移动或反复旋转施灸，移动范围约3cm，每穴施灸10～20min，以皮肤温热可耐受为度，1次/日，8～10次/疗程。③隔姜灸：定穴后，将直径2～3cm，厚0.2～0.3cm穿孔的姜片，放在应灸腧穴，上置艾炷灸之，燃尽后，易炷再灸，每次灸5～7壮，以皮肤红晕为度，2次/周，3天/次，6次/疗程。

风热犯表证

证候 风团色泽鲜红，灼热，剧烈瘙痒，受热显，得冷则减；伴有发热，恶寒，肿痛；舌质红，苔薄白或薄黄，脉浮数。

治则 疏风清热，解表止痒。

操作要点 依据所选穴位在体表的标志，患者取适当体位，并充分暴露施灸部位。主穴：神阙、双侧曲池、足三里、血海、肺俞；配穴：风门穴。操作方法同上。

胃肠湿热证

证候 皮疹色红片大，瘙痒剧烈；伴脘腹疼痛，恶心，甚则呕吐，纳呆，大便秘结或泄泻；舌质红，苔黄腻，脉弦滑数。

治则 祛风解表，通腑导热。

操作要点 依据所选穴位在体表的标志，患者取适当体位，并充分暴露施灸部位。主穴：神阙、双侧曲池、足三里、血海、肺俞；配穴：三阴交穴。可选用温针灸、温和灸和回旋灸。

血虚风燥证

证候 反复发作，迁延日久，午后或夜间加重；伴心烦，口干，手足心热；舌红少津，苔薄白，脉沉细。

治则 养血祛风，润燥止痒。

操作要点 依据所选穴位在体表的标志，患者取适当体位，并充分暴露施灸部位。主穴：神阙、双侧曲池、足三里、血海、肺俞；配穴：膈俞、脾俞与气海穴。根据病情和个体差异可选择不同的灸法，可选用温针灸、温和灸和回旋灸相结合、热敏灸等。热敏灸：取穴后，对准施灸穴位，距皮肤3cm左右行温和灸，以自觉艾热向皮肤深处流窜或出现灸性传导，即热敏化现象（如透热、扩热、传热、局部不热远部热、表面不热深部热及产生非热觉）时，此穴称热敏化穴，后在热敏化穴先行回旋灸2分钟，温热局部气血，继行雀啄灸1分钟加强热敏化，循经往返灸2分钟以激发经气，再施以温和灸发动感传、开通经络，依序进行，直至热敏化感传消失，为完成1次灸疗，1次/天，10天/疗程。

五、按语

中医将"瘾疹""鬼风疙瘩""风疹块"等归属本病范畴。《诸病源候论》谓:"邪气客于皮肤,复逢风寒相折,则起风瘙瘾疹。"《内经》曰:"正气存内,邪不可干""邪气所凑,其气必虚"。故本病病机多为先天禀赋不足,肺卫不固,风、寒、湿邪侵袭致气血损耗,脏腑失和,遏于肌肤而发。病性以体虚为本,风为使,本虚标实之证。根据"其病在本则治其本而标症悉除""治风先治血,血行则风自灭"的原理,治疗多从"风""血"论治。对于常规治疗不理想的荨麻疹,认为"药之不及,针之不到,必须灸之。"说明了艾灸对于疑难顽症的重要作用。临床上灸法和针法治疗各有千秋,但两者都通过经络传导发挥作用且结合应用疗效更佳。艾灸是通过燃烧艾时产生热能量,传递到经络系统,激发人体的免疫功能,感应于人体脏腑、四肢百骸的病理部位,达到驱寒、散邪、补阳、通络、调正气的目的。最终达到有病治病、未病防病、无病养生,四效合一和三位一体的目的,这是其他中医疗法不具备的。对本病的治疗主要是通过辨证取穴与辨证选灸法结合起来。治疗中主穴神阙穴集结先天、后天之气,乃治气要穴,气血同源,气行而血行,血行则风灭。血海穴健脾统血化湿,一穴三用,为治瘾疹之要穴,与曲池相合,一表一里,两穴皆入血分,致气血调和,风停痒止;足三里穴可正向调节胃肠局部和全身免疫系统,尤适用于瘾疹虚证;肺俞为肺之背俞穴,善补肺气以固卫,亦与补气之法相合。将灸法直接或间接作用于腧穴可激发经络感传活动,改善病灶周围组织的血液循环和提高机体自身免疫力,改善内环境,达到标本兼治。

六、注意事项

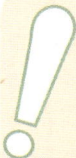

● 灸前告知患者施治方法及疗程，灸时按先灸左，再灸右，由上往下、躯干到四肢的顺序，以免引起晕灸。艾灸火力先小后大，灸量先少后多，程度先轻后重，以免灼伤皮肤；

● 灸后半小时内禁止接触冷物，保持皮肤温度，防止受凉影响疗效；若灸后身体不适者如头昏、烦躁等，嘱适度活动身体，饮少量温水；

● 禁止在过度饥饿、饱食、疲劳、醉酒、大惊大怒的情况下施灸；皮薄、肌少、筋肉结聚处，月经期妇女也不要灸；

● 施灸结束后，熄灭艾条。

第九章 9 神经精神功能障碍性皮肤病

第一节 风瘙痒（皮肤瘙痒症）

一、定义

> 风瘙痒是一种无原发性皮肤损害，仅以皮肤瘙痒为临床表现的皮肤病。临床上一般分为局限性和泛发性两种，局限性以阴部、肛门周围多见，泛发性可泛发全身。中医学又称之为"痒风""血风疮"等。本病相当于西医的皮肤瘙痒症。

二、病因病机

本病可由多种内、外因素所致。凡禀赋不耐，素体血热，外感风邪侵袭；久病体虚，气血不足，血虚生风；饮食及情志失调；皮毛、羽绒等衣物接触、摩擦等原因均可导致本病的发生。

三、诊断要点

1 无原发性皮肤损害。

2 全身性或局限性、阵发性剧烈瘙痒，夜间尤甚。

3 患处可出现继发性皮肤损害，如抓痕、血痂、色素沉着以及皮肤肥厚、粗糙甚至苔藓样变等。

4 慢性病程，部分患者与季节气候变化、精神紧张、饮食刺激、衣物摩擦等关系密切。

5 长期顽固性瘙痒患者，应做进一步全身检查，注意排除肿瘤、糖尿病等疾病。

四、辨证论治

血虚风燥证

证候 皮肤干燥脱屑，有明显抓痕及血痂，冬季多发，舌质淡，苔薄白，脉弦缓或弦滑。

治则 养血润肤，祛风止痒。

操作要点 阿是穴，主穴合谷、血海；配穴大椎、曲池、足三里。第一步灸阿是穴，就是以皮损或瘙痒较重部位为阿是穴进行施灸。依据病损部位，患者取坐位或卧位，充分暴露皮损区域。艾灸治疗以皮损为单位。采用温和悬灸法进行，施术者手持已点燃并充分燃烧的艾条，将艾条点燃的一端对准皮损

（瘙痒剧烈部位或抓痕及已清洁渗液的皮损），距离2～3cm处熏烤，使被施灸部位有温热感而无灼痛感为宜，可轮流对皮损进行治疗，一般每次治疗每处皮损3～5分钟，至皮损红晕、痒止为度。每日一次，此治疗可采用多艾条齐灸法：取艾条2～3支，同时点燃一端。如为3支，右手拇、食指及中、无名指各挟持一支，左手拇、食指挟持一支。同时在治疗部位及上下施灸。第二步辨证循经取穴，采用单艾条施灸法：将单支艾条的一端点燃，对准选定的穴位施灸，再在穴位循经路线上，每个穴位上下各1cm处再进行施灸，以施灸部位出现红晕灼热为度。

五、按语

本病特征为瘙痒剧烈，难以忍受，进而引起情志改变，导致神经精神类疾病，如烦躁、失眠，神经衰弱及强迫症状等。临床上长期反复用药使有的患者产生逆反心理，加重病情。艾灸具有调和阴阳、补中益气、活血祛风止痒、保健强身、预防疾病的功效，故用中医外治艾灸法进行标本兼治，阿是穴治标，循经取穴治本，必要时辨证用药，制作药卷直接作用于病变部位，缓解病情，不失为一种可取之法，一方面艾灸时的温热作用可促进局部气血运行，达到"血行风自灭，风去则痒止"的目的，另一方面，艾灸治疗后皮肤表面遗留的烟油可滋润皮肤，改善瘙痒症状，病灶局限者可选用单根艾条或多根艾条同时灸治，泛发者可选用烟熏仓进行全身灸治。

六、注意事项

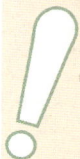

- 艾灸施术时应该保持患者体位的舒适平正，不可移动，引起烫伤；

- 患者过饥、过饱、酒醉、劳累、精神情绪不稳定时，不宜施灸；

- 治疗过程中施术者要全神贯注，艾灸操作要保持合适的温度（一般42°左右），以受术者感觉舒适为佳；

- 认真观察受术者的反应情况，及时调整灸火与皮肤间的距离，掌握灸疗的量，以免造成施灸太过，造成灸伤；

- 施灸术后要保留艾或药熏灼后的艾油或药熏油。

第二节　牛皮癣（神经性皮炎）

一、定义

　　牛皮癣是一种患部皮肤状如牛项之皮，肥厚而且坚硬的慢性瘙痒性皮肤病。在中医古代文献中，因其好发于颈项部，称之为"摄领疮"；因其缠绵顽固，亦称为"顽癣"。本病相当于西医的神经性皮炎。（图9-2-1、图9-2-2）

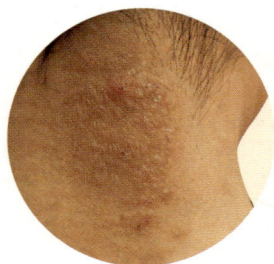

图9-2-1　牛皮癣
（由李铁男团队供图）

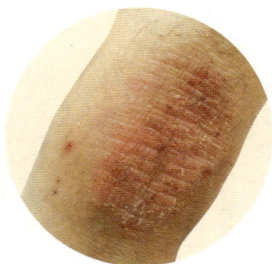

图9-2-2　牛皮癣
（由李铁男团队供图）

二、病因病机

本病初起为风湿热邪阻滞肌肤，以致营血失和，经气失疏，日久血虚风燥，肌肤失养，发生本病。再者情志郁闷，衣领拂着，搔抓，嗜食辛辣、醇酒、鱼腥发物等皆可诱发或使本病病情加重。

三、诊断要点

❶ 局限性好发于项部及骶尾部、四弯，而播散性分布较广泛，以头面、四肢、腰部为多见。

❷ 局部皮肤先有痒感，因搔抓局部出现发亮的扁平丘疹，并迅速融合发展为苔藓样变。

❸ 病变处通常无色素沉着，多对称分布、剧痒。

❹ 本病常呈慢性反复发作。

四、辨证论治

风湿热蕴结证

证候 皮疹好发于颈项部、肘膝关节伸侧、骶尾部、四肢伸侧等部位。皮损为有聚集倾向的扁平丘疹，坚硬而有光泽，日久融合成片，皮肤纹理增厚，呈苔藓样变，干燥伴细碎鳞屑。皮损局限或播散。呈阵发性剧痒。

治则 引热外达，清热除湿，活血散结，祛风止痒。

操作要点 依据病损部位，让患者取舒适体位，充分暴露皮损区。以皮损为单位，局部行常规消毒，选用艾条灸或艾炷灸。将艾条点燃后悬于皮炎病损部位，以有温热感、皮肤红晕而无灼痛又能耐受为度。每日灸1次，每次15分钟，10天为1个疗程。共治疗2个疗程。可配合刺络拔罐、火针、蜡疗、梅花针等中医外治方法。

五、按语

牛皮癣，西医称之为神经性皮炎，属神经功能障碍性慢性皮肤病。中医认为主要的发病机制为湿、热、风、瘀内蕴于肌肤腠理，加之肝气郁结、情志不调，病久而化火，火邪入血而致血虚风燥，导致肌肤失养而发。

《类经. 运气类》言："发，发越也……凡火所属，其有结聚敛伏者，不宜憋遏，故因其势而解之，散之，升之，扬之，如开其窗，如揭其被，皆谓之发。"灸法由"久"和"火"组成，属温法，而神经性皮炎起病之初为肝郁化火之证，通过灸治皮损局部，借火力强开外门，以其开门祛邪之功，可直接疏泄腠理，透热转气，引热外出，使火热毒邪外散，从而达到"以热引热、清热解毒"的目的。随病情进展，该病逐渐转为风湿蕴阻、血虚风燥之证，皮损肥厚粗糙，聚集成片。《针灸聚英》云："盖大开其孔，不塞其门，风邪从此而出。"灸法的温热之功，可直接疏泄腠理，使风、湿毒邪从表而出。同时导入的火热之性使血热而行，有行气活血之功，促进气血流动，以疏其滞、通其络，增强局部抵抗力，使体表腠理得养而燥除风熄，痒自停。血行则风自灭，风止则瘙痒停。无论新病后病，均能立效。

亦有经验方如用铺棉灸或联合其他外治方法的综合治疗：

❶ 铺棉灸法为主治疗神经性皮炎

具体操作：急性期用铺棉灸，配合体针以祛风清热止痒，缓解期用小艾炷灸，配合火罐、体针以扶正固本。

急性期时，局部用铺棉灸，即用消毒棉撕成薄如蝉翼状，每处铺棉范围不超过1.5cm×2cm且必须略小于皮损，然后用火柴或牙签蘸少许蜡，在蜡烛上点燃后（用牙签较安全、方便），再点燃所铺棉花，让火焰从患处皮肤上一闪而过，每处灸3次，每灸完1次间隔1～3分钟。配合体针：曲池、血海，针用捻转泻法。体壮者，可在曲池穴用透天凉泻法，留针30分钟。缓解期时，直接在皮损处用小艾炷灸5～7壮（艾炷底部直径略小于皮损），配合体针：曲池、血海，行平补平泻，留针30分钟。配合拔罐：取心俞、肝俞、肾俞，闪罐至皮肤略显潮红时留罐10～15分钟（夏季及皮肤易起疱者，留罐时应注意观察皮肤的变化）。每日治疗1次，6次为1个疗程。

❷ 梅花针、黑豆馏油软膏、艾灸综合治疗神经性皮炎

具体操作：先用75%酒精消毒患处，然后用消毒梅花针，在患处皮肤均匀打至以渗血少许为宜，并用棉球擦去渗血，再薄涂一层黑豆馏油软膏，最后用艾条在患处灸5~10分钟，温度以患者能忍受为度。治疗完后再贴消毒纱布并用胶布固定，以防沾污衣物和摩擦。每天或隔天1次，7次为1个疗程。停1周后如需要再行第2个疗程。

❸ 火针加艾灸治疗神经性皮炎

具体操作：用75%酒精消毒患处，将火针在酒精灯的外焰处烧至通红，迅速垂直点刺皮损，深度约为0.2~0.5cm，点刺间隙距离约0.2~0.3cm。散刺皮损过程中如有渗液或出血，让局部自然流出后用干棉球按压止血。散刺后点燃一支艾条，在皮损处行温和灸15~20分钟。根据瘙痒情况，隔3~7天针刺1次，3次为1个疗程，可分次完成点刺。

❹ 针刺放血加艾灸治疗神经性皮炎

具体操作：①放血疗法：常规消毒选定之穴及皮损局部，用梅花针叩刺。头面部取风池、大椎、内关、曲池、合谷；肩背部取背部膀胱经肺俞、膈俞刺络放血，心肝火旺者加肝俞，湿热内蕴者加三焦俞。上肢取大椎、曲池、合谷、内关；下肢取血海、足三里、三阴交、委中；耳部选择耳尖三棱针点刺放血；局部从内向外、自上而下，以微出血为度，穴位扣至潮红即可，三天治疗一次，10次为1个疗程，治疗2个疗程。②艾灸疗法：将艾条点燃后悬于皮炎病损部位，以有温热感、皮肤红晕而无灼痛又能耐受为度。每日灸1次，每次15分钟，10天为1个疗程。共治疗2个疗程。

❺ 隔蒜灸治疗神经性皮炎

具体操作：以新鲜大蒜适量，捣如泥膏状，越细越好，制成厚

0.5cm的圆饼，在皮损区涂上少许凡士林后将大蒜饼铺在整个皮损区，一般应超过皮损区周围0.5cm的范围。然后在皮损区的大蒜饼上大约每隔0.5cm放置一艾炷（如麦粒大），一并点燃所有艾炷。待艾炷燃烬后休息3分钟左右，再在未灸区按上法再灸1～2遍。如为惧怕疼痛者，可于未燃尽前用压舌板压灭，并可在灸治区周围以手轻拍减痛。待整个治疗完成后，扫去蒜泥及艾灰，用生理盐水轻轻拭净，盖以消毒敷料。如出现水疱，可穿刺引流并用龙胆紫抹涂。化脓者，用消炎软膏，痊愈后不留瘢痕。每周1次。上述治疗3次为1个疗程。

六、注意事项

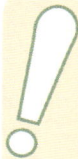

- 化脓灸时，防止艾火烧伤皮肤或衣物，施灸前必须征求患者同意，在灸疮化脓期间，要注意适当休息，加强营养，保持局部清洁；

- 施灸顺序是先灸上部，后灸下部，先灸阳部，后灸阴部，状数是先少而后多，艾炷是先小而后大；

- 皮损在大血管处，阴囊、眉弓部位等，慎用此法，可采用艾条温和灸法将艾条的一端点燃对准施灸部位约距0.5～1寸进行熏烤，使局部有温热感而无灼痛。孕妇的腹部和腰骶部不宜施灸；

- 小孩禁化脓灸，灸治时间不宜过长，小孩多动，医者要专心，防止烫伤；

- 对于昏厥、局部知觉迟钝的患者，注意调节施灸的距离，慎防烫伤。灸后不可用酒精、肥皂等刺激物搽洗患处，同时治疗期间忌食牛羊肉、鱼虾海味、辛辣刺激食物。

第十章 10 物理性皮肤病

第一节　冻疮（冻伤）

一、定义

冻疮是指人体受寒邪侵袭所引起的损伤。本病多见于儿童、妇女及末梢血液循环不良者，经常在寒冷环境工作的人员也容易患本病。古代文献中有"冻风""冻裂"等名称，好发于体表暴露的部位如手、足、耳、鼻、颜面等，又称为"水浸手""水浸足""战壕足""冻烂疮"等。相当于西医的冻伤。

二、病因病机

本病乃因素体气血虚弱，复感外寒，导致寒凝肌肤，经脉阻塞，气血凝滞而成。本病轻浅者，仅为皮肤络脉气血凝滞，成肿为斑；重者，肌肉脉络气血凝滞不通，复感邪毒，寒极化热，热盛肉腐而溃。

三、诊断要点

1 发病季节明显，有受冻与寒冷史。

2 皮损为局限性紫红色水肿性斑，好发于身体末梢部位，对称分布。

3 局部胀痒，遇热后加重，溃烂后疼痛。

4 病程缓慢，天暖自愈，易于复发。

四、辨证论治

寒凝血瘀证

证候 局部麻木冷痛，肤色青紫或暗红，肿胀结块，或有水疱，发痒，手足清冷。舌淡苔白，脉沉或沉细。

治则 温经散寒，活血通络。

操作要点 选穴：阿是穴。艾条灸：选择合适体位，选穴部位常规消毒，将艾条点燃的一端，对准应施灸的部位，在距离皮肤2～3cm处熏烤，使被施灸部位有温热感而无灼痛感为宜，同时均匀地左右方向移动或反复旋转施灸，一般治疗时每部位循环施灸5～10分钟，至患者感觉温和、舒适为度。依据冻疮部位不同，头面选择配合谷，上肢配外关、曲池，下肢配足三里、阳陵泉。

疗程 每日灸1～2次，3～5日/疗程。

寒胜阳衰证

证候 时时寒战，四肢厥冷，感觉麻木，幻觉幻视，意识模糊，倦卧嗜睡，呼吸微弱，甚则神志不清。舌淡紫苔白，脉微欲绝。

治则 和营祛寒，温经通络。

操作要点 选穴：神阙、关元、气海、命门、肾俞、阿是穴。1. 附子饼灸：选择适当体位，选穴部位常规消毒，将附子捣碎成饼，约两分硬币大小，置穴位上，上再置小艾炷点燃灸之，每穴灸3～5壮。或灸至患者清醒。2. 辣椒饼灸：选择适当体位，选穴部位常规消毒，将川椒捣烂成细末，水调成糊状，做成黄豆椒饼放在穴位上，上置艾炷点燃，灸3～5壮，灸一次后改用其他灸法，本法适宜冻伤未溃者。

疗程 每日灸2～3次，5～7日/疗程。

五、按语

冻疮，中医学称为"烂冻疮""冻疮"，是一种与寒冷相关的末梢部位局限性、瘀血性、炎症性皮肤病。相当于西医的"冻伤"。本病多因寒邪外袭，阳气不达四末，寒凝肌肤，经脉阻隔，使气血瘀滞所致。中医特色外治疗法之艾灸治疗可直接作用于病灶（阿是穴），达到药物无法比拟的疗效。"艾能温通十二经脉"，点燃熏灸，作用尤著。本病多灸督脉、任脉或诸阳经穴，配合局部选穴，寒凝血瘀证取阿是穴"以痛为腧"，局部取之艾灸以活血通络、散寒止痛而治疗冻疮。寒胜阳衰证，阴寒过盛，则阳气失脱，不能温煦四末，元阳衰竭，神明无主，似此阳气脱散即在顷刻之际，故取用附子饼灸、辣椒饼灸，可救危殆之阳，诸穴合用，可瞬息化气于乌有之乡，顷刻生阳于命门之内。古《儒门事亲》云："冻疮经年不愈，以大蒜捣如泥和土捏作饼子如大观钱厚薄，量疮口大小贴之，泥饼子上，以火艾灸之，不计灸壮多少，以泥干为度，去干饼以换湿饼，贴实灸之，不问灸数多少，有灸一二日者，直至疮痂内觉痒微痛，是冷疮上活也。"可见灸法治疗冻疮古今皆疗效显著，其通过艾灸体表和腧穴，通过经络传导，激发脏腑经络的功能，达到调整机体阴阳气血运行的作用，取得非常好的治疗效果。

六、注意事项

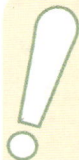

- 先将冻疮患处搓温再灸，注意不要烫伤皮肤；
- 消除患者的急躁、悲观、抑郁和焦虑心理，避免精神紧张，增强治疗的信心；
- 保持患者皮损局部清洁，防止继发感染；面部皮损建议避开眼睛并采用温和灸法施治，温度和时间应适当减少，以患者舒适为度；
- 严重高血压、冠心病患者慎用，孕妇忌用。

第二节　席疮（褥疮）

一、定义

　　席疮是一种因长期卧床，躯体长期受压或摩擦，导致皮肤破损而形成的难愈性溃疡。好发于尾骶、足跟、肩胛等骨骼突出，容易受压和摩擦，皮肤破损，创口经久不愈。古代文献称之为"席疮""压疮""恶肉""腐肉"等。本病相当于西医的褥疮。（图10-2-1）

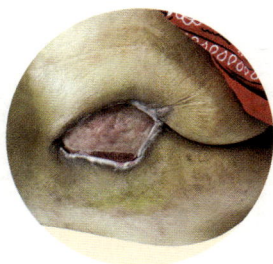

图10-2-1　席疮
（由刘巧教授团队提供）

二、病因病机

　　本病多因素体气血虚弱，运行不畅，不能濡养肌肤，加之局部长期受压、摩擦，日久缺血坏死、破溃成疮。

三、诊断要点

　　❶ 多见于久病卧床患者，如外伤性瘫痪、中风后遗症等。

2 好发于骶骨、坐骨结节、肩胛等骨骼突出，容易受压和摩擦部位。

3 初期（红斑期）：局部受压出现红斑，初起为淡红色，逐渐变为暗紫；中期（水疱期）：局部出现水疱或皮损，皮下组织肿胀，出现硬结；后期（溃疡期）：局部受压部位变为暗褐色坏死皮肤，继则溃烂渗出少许脓液，疮面逐渐扩大，久不收口。

4 疼痛不明显甚至麻木不仁。

四、辨证论治

气滞血瘀证

证候 局部皮肤出现褐色红斑，继而紫暗红肿，或有破损；苔薄，舌边有瘀紫，脉弦。

治则 理气活血。

操作要点 **1** 取穴 主穴：手三阳和足三阳经循行体表，为褥疮的好发部位，循经络的走向，在非受压处循经取穴。如褥疮部位在后背、颈后、骶骨、股后、足跟等处，则取足太阳膀胱经穴承山、昆仑、承扶、委中、会阴；部位在上肢外侧、耳廓，则取手少阳三焦经穴外关、听会、翳风；部位在肩胛、肘部，则取手太阳小肠经穴肩贞、阳谷、小海；部位在髋膝、踝关节外侧，则取足少阳胆经穴绝骨、环跳、风市、阳陵泉；部位在两颊、肩峰，则取手阳明大肠经穴臂臑、合谷；部位在胸肋、膝盖、足背，则取足阳明胃经穴犊鼻、解溪、伏兑。每次循经取穴2~3个。配穴：取强壮穴足三里、关元、气海。

❷ 灸法 （1）艾条灸法：将艾条的一端点燃，对准应灸的腧穴部位或患处，约距皮肤2~3cm左右，依次使用温和灸、回旋灸、雀啄灸三步法施灸，先行温和灸温热局部气血开通经络，再施以回旋灸、雀啄灸加强敏化，一般每穴灸2~3分钟，如此往返共约30分钟，每天1次，至皮肤红晕为度，使压疮伤口有温热感而不致灼伤。（2）艾炷灸法：用隔姜灸，姜切片约硬币厚，其上放艾炷，置于穴位上，点燃艾炷，以局部皮肤潮红，患者感觉舒适温热为度，每穴灸3~5壮，每日2次。

蕴毒腐溃证

证候 褥疮溃烂，腐肉及脓水较多，或有恶臭，重者溃烂可深及筋骨，四周漫肿；伴有发热或低热，口苦且干，精神萎靡，不思饮食；舌红，苔少，脉细数。

治则 益气养阴，理湿托毒。

操作要点

❶ 单纯艾灸治疗
碘伏棉球常规消毒疮面及周围皮肤，3%双氧水冲洗疮口，涤除疮面上溃烂腐臭的坏死组织，再用生理盐水冲洗。然后取艾条，并点燃，令其直接熏灸病变局部，熏灸距离以患者感觉舒适、有温热感为度。首先从溃疡面的外周开始缓慢回旋熏灸，使其逐渐缩小熏灸面积。每次灸30分钟左右，灸后敷以利凡诺纱条，覆盖无菌辅料，胶布固定。窦道或脓腔形成

者，用利凡诺纱条纳入疮口，留置引流条。开始每日换药、熏灸一次，待分泌物减少后改为隔日治疗一次。

❷ 火针与艾灸结合治疗褥疮

具体操作： ①火针治疗Ⅱ～Ⅲ度患者，先局部使用0.9%生理盐水冲洗破溃创面，擦掉炎性分泌物，然后用0.5%碘伏消毒患处，手持火针在酒精灯上烧至针尖通红，疾速点刺病灶，深度约4～7mm，均匀点刺局部创面数针。治疗Ⅳ度褥疮，在无菌操作下，刮拭掉表面坏死腐肉，用3%双氧水清洗，继而再用0.9%生理盐水冲洗，局部用0.5%碘伏消毒患处后进行火针焠刺。一般每3天治疗1次。②将艾条一端点燃，对准疮面部位，灸条与皮肤的距离2～3cm左右，因患者局部知觉迟钝，切记保持距离，防止烫伤。艾灸治疗可以1次/天，30分钟/次，7次为1个疗程。

❸ 中药与艾灸结合治疗褥疮

（1）药物熏洗结合艾灸治疗褥疮

具体操作： ①药物熏洗：取苦参50g，放砂锅中，加水500ml，煎煮40分钟，凉后备用。让患者暴露病灶部位，用消毒棉球蘸苦参水擦洗疮面，将褥疮的渗出液及脓液拭去，如有脓痂，应尽量除尽，使疮面清洁。②艾灸：将艾条点燃，距疮面2～3cm处进行熏烤，使患者局部有温热感而不感到灼痛为宜。一般患处灸10分钟。

（2）云南白药胶囊外敷结合艾灸治疗褥疮

具体操作： 患者在治疗原发病、加强营养支持、常规换药、彻底清创的基础上，用艾灸法合用云南白药胶囊外敷治疗。清洗疮口后，用艾卷温灸15分钟，再将云南白药胶囊中的药粉取出敷患处，每日4次，直至结痂愈合。对云南白药过敏者应立即停用。

（3）生肌散外敷结合艾灸治疗褥疮

具体操作：用0.1%洗必泰清洗创面。将艾条点燃的一端靠近患处，使艾条与皮肤之间保持3～5mm的距离，使患处有温热感而无痛感为宜，创面范围小，直径为2～3cm的以雀啄食似的熏熨，直径>3～5cm的以上下、左右、旋转方法熏熨，直径<5cm用2根艾条同时平行熏熨，以扩大熏熨范围，并勤抖艾灰，以免艾灰掉落，烫伤皮肤。每次灸10～15分钟。治疗Ⅱ期以上，患处涂一薄层生肌散，用无菌纱布覆盖。如果创面坏死组织多，脓痂难以去除时，用双氧水清洗创面，并用大清散外敷，以达到祛腐祛毒的目的。艾灸及上药每日1次，分泌物多时每日治疗2次。

❹ 其他疗法与艾灸结合治疗褥疮

（1）大蒜配合艾灸治疗褥疮

具体操作：①准备：根据褥疮创面的大小取新鲜的大蒜瓣，切成0.2～0.3mm的薄片若干，无菌棉签，无菌纱布数块，0.5%碘伏消毒液，药艾条1根；必要时双氧水，生理盐水。②Ⅰ～Ⅱ期褥疮有形成的小水疱不必刺破，用0.5%碘伏消毒创面及周围的皮肤。Ⅱ期褥疮形成的较大水疱先用0.5%碘伏消毒创面及周围的皮肤，在水疱最底处用无菌注射器抽尽疱内液体。深Ⅱ～Ⅲ或继发感染褥疮先用双氧水清洗创面，再用生理盐水冲洗，清除部分坏死组织。③用0.2～0.3mm大蒜薄片贴敷在消毒后创面上，将无菌纱布覆盖包扎60分钟后取出大蒜片。

（2）新鲜鸡蛋内膜贴敷配合艾灸治疗褥疮

具体操作：①用碘酒、酒精常规消毒创面周围皮肤，用生理盐水冲洗溃疡面，感染严重的用双氧水清创，如有坏死组织先行剪除，然后在创面周围皮肤处行手掌按摩，以改善局部血液循环，并于创面贴敷新鲜鸡蛋皮内膜。②取一根艾条点燃，在距创面3cm左右处做回旋灸，以局部有温热感而无灼痛为度，注意勿使燃烧的艾球掉下，以免烫伤患者皮肤，每次熏灸10～15分钟。③待皮温恢复正常，取下鸡蛋皮内膜，用无菌纱布覆盖创口，感染严重的用高渗盐水加庆大霉素外敷。

五、按语

本病根本病机为虚，以气虚、阳虚为本，瘀血、寒湿、痰瘀为标，故温阳益气与活血化瘀贯穿疾病治疗的始终。灸法的高温具有扶正助阳、温经通脉的作用。灸法借助火力，激发经气，调节脏腑，助阳补虚，阳气得充，则气化有权，气血运行通畅，瘀血痰凝得化，则症状改善。褥疮的形成发展过程中，瘀血不仅是主要病机之一，而且也是本病病理产物，瘀血形成之后，不仅使肌肤失去血液濡养，还可导致新的疾病发生。选用灸法灸治局部皮损，能够更直接、更快速、有效地作用到病变组织，借火之力取效，通过灸治，将火热导入人体，引阳达络，鼓舞气血运行，致气血运行通畅，从而促进局部的气血旺盛，祛瘀生新，使局部组织得到濡养，从而更有效地改善局部气血运行，阻断病情进展及新证的发生。可酌情配合蜡疗、中药熏蒸、中药浴等温阳、通络等中医适宜技术，可快速改善症状。

六、注意事项

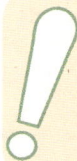

● 对于昏迷的病人，局部知觉迟钝的患者，医者可将中、食二指分张，置于施灸部位的两侧，这样通过医者手指的感觉来测知患者局部的受热程度，以便调节施灸的距离，防止烫伤。

第十一章 11 动物性皮肤病

11

第一节 虫咬皮炎

一、定义

> 虫咬皮炎是被致病虫类叮咬，接触其毒液或虫体的毒毛而引起的皮炎的总称。较常见的致病虫有蠓、螨、隐翅虫、刺毛虫、跳蚤、虱类、臭虫、蜂等。其临床特点因致病虫不同而各有差异，主要表现为皮肤上呈丘疹样风团，上覆针尖大小瘀点、丘疹或水疱，呈散在性分布。本病属于中医学"虫毒"范畴。西医亦称之为虫咬皮炎。

二、病因病机

本病多因夏、秋之季，诸虫繁生，虫喜叮咬人皮肤或以毒刺刺入，虫毒乘隙而入，郁而化热、生湿，郁阻于肌肤而发病。甚者入于营血，侵及脏腑而病情危重。

三、诊断要点

① 多发于夏秋季节。

③ 皮损以丘疹、风团或瘀点为多见，亦可出现红斑、丘疱疹或水疱，皮损中央可见有刺吮点，散在分布或密集成片。

② 好发于暴露部位。

④ 自觉有不同程度的瘙痒。

四、辨证论治

热毒蕴结证

证候 局部红肿、丘疹、风团或瘀点，可出现水疱及大疱，皮损中心可见叮咬痕迹。自觉刺痛、灼疼、奇痒。严重者可引起局部淋巴结肿大或全身症状。

治则 泄热祛毒止痒。

操作要点 依据病损部位，患者取坐位或卧位，充分暴露皮损区域。艾灸治疗以皮损为单位。局部常规消毒，见水疱或大疱者先以火针刺破，用消毒棉球挤压出渗液后进行施灸。采用温和悬灸法进行，施术者手持已点燃并充分燃烧的艾条，将艾条点燃的一端对准皮损（丘疹或已无渗液的水疱），距离2～3cm处熏烤，使被施灸部位有温热感而无灼痛感为宜，可轮流对皮疹进行治疗，一般每次治疗每处皮损3～5分钟，至皮损红晕痒止为度。同时配合曲池、合谷、三阴交进行灸治，每穴治疗10～15分钟。

疗程 每日一次，一般连续治疗3～5次即可痊愈。

五、按语

　　虫咬皮炎是被虫类叮咬后，接触虫体毒毛或毒液引起的一种皮肤炎症。主要表现为丘疹、风团或瘀点或有红斑、丘疱疹或水疱，以奇痒为特征，病理以热毒蕴结为主，而艾灸具有清泄火热、引热外泄的作用，借灸热之力，以热引热，引邪发散，可使火热毒邪外散而清解热毒。所以以阿是穴为主配合曲池、合谷、三阴交进行艾灸治疗，可达到立竿见影的功效。湿热体质者可酌加大椎、身柱、肺俞、血海等穴进行治疗。

六、注意事项

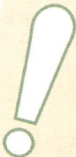

- 艾灸治疗本病效果显著，可立即止痒消除局部症状；
- 夏秋季节和潮湿环境注意预防，有特殊虫类毒性较重，病情严重或出现休克者，宜进行综合救治；
- 施灸过程中以舒适为度，不可过灸，防止烫伤，术后注意局部保持干燥，必要时可外涂黄连膏。

第十二章 红斑鳞屑性皮肤病

第一节 白疕（银屑病）

一、定义

白疕是一种以红斑、丘疹、鳞屑为主要表现的慢性复发性炎症性皮肤病。其临床特点是在红斑基础上覆以多层银白色鳞屑，刮去鳞屑有薄膜及点状出血点。古代文献记载有"松皮癣""干癣""蛇虱""白壳疮"等病名。本病相当于西医的银屑病。

二、病因病机

本病总因营血亏损，血热内蕴，化燥生风，肌肤失于濡养所致。初期多为风寒或风热之邪侵袭肌肤，以致营卫失和，气血不畅，阻于肌表；或兼湿热蕴积，外不能宣泄，内不能利导，阻于肌表而发。病久多为气血耗伤，血虚风燥，肌肤失养；或因营血不足，气血循行受阻，以致瘀阻肌表而成；或禀赋不足，肝肾亏虚，冲任失调，营血亏损，而致本病。

三、诊断要点

1 红斑或丘疹上覆有厚层银白色鳞屑，抓之脱落，露出薄膜，刮之有出血点，即可诊断为寻常型银屑病。

2 有寻常型银屑病的皮疹，兼有密集、米粒大小的脓疱，脓液培养无细菌生长，或伴有发热等全身症状，即为脓疱型银屑病。

3 有银屑病史或有其皮疹，伴有关节炎症状，远端小关节症状明显，但类风湿因子阴性者，可诊断为关节病型银屑病。

4 全身皮肤弥漫性潮红、浸润肿胀，伴有大量脱屑，可见片状正常皮肤（皮岛），表浅淋巴结肿大，血白细胞计数增高，全身症状明显者，可诊断为红皮病型银屑病。

四、辨证论治

血热证

证候 皮疹多呈点滴状，发展迅速，颜色鲜红，层层鳞屑，瘙痒剧烈，抓之有点状出血；伴口干舌燥，咽喉疼痛，心烦易怒，大便干燥，小便黄赤；舌质红，苔薄黄，脉弦滑或数。（图12-1-1）

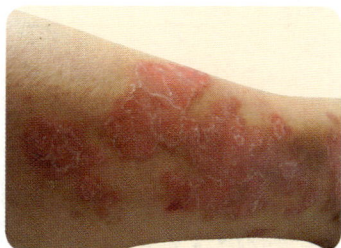

图12-1-1　白疕—血热证
（由李铁男团队供图）

治则 清热凉血。

操作要点 患者取卧位，充分暴露皮损区域。主穴：大椎、曲池、合谷、膈俞、血海、中脘、足三里、三阴交；配穴：委中、风池、肺俞。艾灸治疗以皮损为单位，首先在皮损局部行常规消毒后，用浸湿中药的医用纱布贴敷皮损部，选用温和灸进行治疗。施术者将艾条的一端点燃，针对皮损大小，范围大的可用艾灸盒，距3~5cm左右施灸，使患者局部有温热感而无灼痛。使用艾灸盒时注意时刻清理灰烬，施灸时，患者要将自己的食、中两指置于施灸部位两侧，来感知施灸的温度，防止烫伤患者，每个施灸部位施灸10min左右，以皮肤微红或患者耐受为度。

疗程 每周3次，每穴灸10分钟，1个月为1个疗程，一共3个疗程。

血瘀证

证候 皮损反复不愈，皮疹多呈斑块状，鳞屑较厚，颜色深红；舌质紫暗有瘀点、瘀斑。脉涩或细缓。（图12-1-2）

治则 活血化瘀。

操作要点 暴露皮损部位，患者取卧位，充分暴露皮损区域。主穴：大椎、曲池、合谷、膈俞、血海、中脘、足三里、三阴交；配穴：肺俞、肝俞、三阴交、四渎。艾灸治疗以皮损为单位，首先在皮损局部行常规

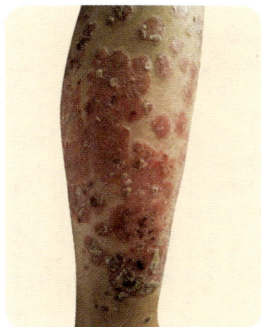

图12-1-2　白疕—血瘀证
（由李铁男团队供图）

消毒后，用浸湿中药的医用纱布贴敷皮损部，选用温和灸进行治疗。其余同上。

血燥证

证候 病程日久，皮疹多呈斑片状，颜色淡红，鳞屑减少，干燥皲裂，自觉瘙痒，伴口咽干燥；舌质淡红，苔少，脉沉细。（图12-1-3、图12-1-4）

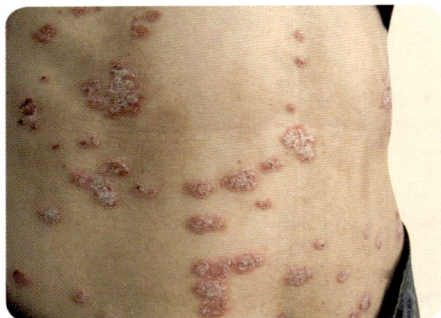

图12-1-3 白疕—血燥证
（由李铁男团队供图）

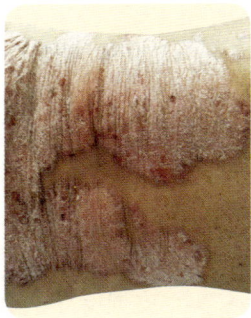

图12-1-4 白疕—血燥证
（由李铁男团队供图）

治则 养血滋阴。

操作要点 患者取卧位，充分暴露皮损区域。主穴：大椎、曲池、合谷、膈俞、血海、中脘、足三里、三阴交；配穴：气海、神阙、关元、公孙。艾灸治疗以皮损为单位，首先在皮损局部行常规消毒后，用浸湿中药的医用纱布贴敷皮损部，选用温和灸进行治疗。其余同上。

注 方药选择以证型为主，血热证选择犀角地黄汤，血瘀证可选择桃红四物汤，血虚证选择当归饮子。煎汤后，用医用纱布浸湿，覆盖皮损处，同时给予选择纯艾条灸或清热凉血的中药卷，面积较大且在躯干部者，应以湿敷部位、穴位为主，可选择艾灸盒进行施灸治疗。

五、按语

银屑病，是一种常见的易于复发的炎症性疾病。多因素体营血亏损，外有风邪客于肌肤，郁久化热，以致血热、血燥、血瘀，或营血不和，脏腑阴阳失调。艾灸治疗可直接作用于病灶（阿是穴），达到药物无法比拟的疗效。艾绒性温，味芳香，有温经散寒、开毛窍、透肌肤的作用，点燃熏灸，作用尤著。艾灸治疗的作用机制就是用其燃烧产生的热力刺激体表腧穴，同时开玄府，通过皮肤使中药得以吸收，激发人体脏腑经络的功能，调整机体阴阳气血的运行。正如《灵枢·官能》所言："阴阳皆虚，火自当之。"《针灸大成》亦云："在肌膝非熨火焫不能以达。"再者艾灸的热量及热力，能促使腠理开通，通过汗法驱邪外出。再与清法、温法、补法等治法配合运用，还可增强清热泻火解毒、温经散寒、活血等功效。

六、注意事项

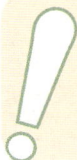

- 和患者或家属沟通治疗方法及注意事项；
- 注意皮肤的清洁、干燥，勿抓搔；特别注意预防感冒、咽炎、扁桃体炎；

- 本病诊治中注意病情变化，急性期或红皮病型不宜用长时间温和灸；

- 患者宜清淡饮食，食富含维生素C的食物，慎食含有防腐剂的饮料。忌食辛辣腥膻发物，戒烟酒；

- 严重高血压、冠心病患者慎用，孕妇、皮肤溃疡、感染者忌用。

皮肤附属器性皮肤病

第一节 油风（斑秃）

一、定义

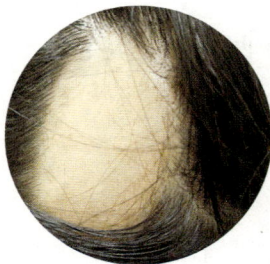

油风是一种头发突然发生斑块状脱落的慢性皮肤病。其临床特点是脱发区皮肤变薄、光亮，感觉正常，无自觉症状。古代文献称之为"鬼舐头""鬼剃头"等。本病相当于西医的斑秃。（图13-1-1）

图13-1-1　油风
（由李铁男团队供图）

二、病因病机

由于血虚不能随气荣养皮肤，以致毛孔开张，风邪乘虚侵入，风盛血燥，发失所养而成片脱落；或因情志抑郁，肝气郁结，过分劳累，损伤心脾，气血生化不足，发失所养而致。因肝藏血，发为血之余，肾藏精，主骨生髓，其华在发，肝肾不足，精血亏虚，发失所养亦为本病主要原因。

三、诊断要点

❶ 头发脱落，呈圆形或不规则形，小如指甲，大如钱币或更大，少数全脱落。

❷ 局部皮肤无炎症，平滑光亮。

❸ 起病突然，无自觉症状，患者多在无意中发现。

❹ 病程缓慢，可持续数年或更久。

❺ 可发生于任何年龄，常在劳累、睡眠不足或有精神刺激后发生。

四、辨证论治

心脾气虚证

证候 多在病后或产后头发呈片状脱落，并进行性加重，范围由小而大，毛发稀疏枯槁，触摸易落。伴唇白，心悸，气短懒言，倦怠乏力，夜寐多梦，失眠。舌淡、苔少，脉细。

治则 补益心脾，养血安神。

操作要点 暴露头部皮损部位，患者取坐位或卧位，充分暴露皮损区域。主穴：阿是穴、百会穴；配穴：脾俞、气海、足三里、血海。艾灸治疗以皮损为单位，首先在皮损局部行常规消毒后，选用温和灸进行治疗。施术者将艾条的一端点燃，对准脱发区（阿是穴）、百会穴及脾俞、气海、足三里、血海，距3～5cm左右处施灸，使患者局部有温热感而无灼痛。施灸时，患者要将自己的食、中两指置于施灸部位两侧，来感知施灸的温度，防止烫伤患者，每个施灸部位施灸10min左右，以皮肤微红或患者耐受为度。

疗程 每周3次，每穴灸10分钟，1个月为1个疗程，一共3个疗程。

肝郁血瘀证

证候 病程长，头发脱落前先有头痛和胸胁疼痛等症。常伴有气滞胸闷、肝脾肿大、胸胁胀痛、失眠多梦，烦躁易怒。舌质紫黯或有瘀斑，脉弦细。

治则 疏肝理气，活血化瘀。

操作要点 患者取坐位或卧位，充分暴露皮损区域。主穴：阿是穴、百会穴；配穴：太冲、膈俞、血海。艾灸治疗以皮损为单位，首先在皮损局部行常规消毒后，选用温和灸进行治疗。施术者将艾条的一端点燃，对准脱发区（阿是穴）、百会穴及太冲、膈俞、血海，距3～5cm左右施灸，使患者局部有温热感而无灼痛。施灸时，患者要将自己的食、中两指置于施灸部位两侧，来感知施灸的温度，防止烫伤患者，每个施灸部位施灸10min左右，以皮肤微红或患者耐受为度。

疗程 每周3次，每穴灸10分钟，1个月为1个疗程，一共3个疗程。

<h2>血热风燥证</h2>

证候 突然成片脱发，偶有头皮瘙痒，或伴头部烘热，心烦易怒，急躁不安，苔薄，脉弦。

治则 凉血息风，养阴护发。

操作要点 患者取坐位或卧位，充分暴露头部皮损部位。主穴：阿是穴、百会穴；配穴：曲池、血海、足三里。艾灸治疗以皮损为单位，首先在皮损局部行常规消毒后，选用温和灸进行治疗。施术者将艾条的一端点燃，对准脱发区（阿是穴）、百会穴，曲池、血海、足三里，进行艾灸治疗，距3~5cm左右施灸，使患者局部有温热感而无灼痛。施灸时，患者要将自己的食、中两指置于施灸部位两侧，来感知施灸的温度，防止烫伤患者，每个施灸部位施灸10min左右，以皮肤微红或患者耐受为度。

疗程 每周3次，每穴灸10分钟，1个月为1个疗程，一共3个疗程。

五、按语

　　斑秃是临床上较为常见的损容性皮肤病，西医认为该病的发病机制与精神因素、内分泌因素、遗传因素及自身免疫疾病相关，中医认为斑秃系由脾胃生化乏源、肝郁血瘀、肝肾精血不足致毛发失荣而发生。艾灸治疗是中医的特色治疗，《名医别录》中记载："艾味苦，微温，无毒，主灸百病。"艾条具有温和、渗透性强的特点。艾灸可使患部皮温升高，皮肤充血，局部血管扩张，有效地改善脱发区的血液循环，使毛囊营养增加，活力增强，加快脱发区的毛发生长。总体来讲：①艾灸具有温经散寒的作用，可通过人体经脉循行到达病所，结合配穴艾灸，起到温中散寒、补中健脾益气的作用，气血生化有源，则发生；②艾灸具有活血通络的作用，气为血之帅，血随气行，气得温则行，气行则血亦行，气机通调、营血和畅，则瘀结得散，气血即可正常充养毛发；③艾灸也可以清热祛湿，《医学入门》云："热者灸之，引郁热之气外发"，艾灸的温热作用使得皮肤腠理开放，毛窍通畅，热有去路，而导热外行。局部结合辨证取穴的艾灸疗法，可免患者受针药之苦，便于操作，价格低廉，效果较好。

六、注意事项

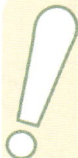

- 治疗前与患者进行沟通，对艾灸及其气味过敏者禁用；
- 注意艾条与施灸部位的距离，避免烧烫伤；
- 嘱患者日常保持心情舒畅，不要过度紧张、焦虑；
- 注意头发保养，洗发时忌用碱性强的肥皂和洗发液，平时少用电吹风和定型剂类损发产品；
- 注意增强营养，不挑食，不偏食。

第二节　毛囊炎（发际疮）

一、定义

毛囊炎为化脓性球菌侵入毛囊或毛囊周围的炎症。中医病名有"发际疮""坐板疮"。初起为红色丘疹，渐成丘疹性脓疱，孤立散在，自觉轻度疼痛。成人主要发生于多毛的部位，小儿好发于头部，其皮疹有时可互相融合，愈后可留有小片状秃发斑。（图13-2-1）

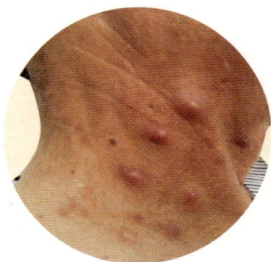

图13-2-1　毛囊炎

（由李铁男团队供图）

二、病因病机

本病多因情志内伤，肝经郁热；或饮食不节，脾失健运，湿热内蕴，外溢肌肤而生；或感染毒邪，湿热火毒蕴结于肌肤而成。本病初期以湿热火毒为主，后期多为正虚血瘀兼夹湿邪为患。

三、诊断要点

❶ 夏季多见。　　❷ 好发于头面、颈项、背及臀部。

③ 皮损为发生于毛囊及毛囊周围的炎性丘疹或结节，鲜红色，圆锥状，中心有脓栓。

④ 局部常伴疼痛及压痛，临近淋巴结可肿大、压痛。

⑤ 如有发热等全身症状，常伴有白细胞总数及中性粒细胞增高。

四、辨证论证

湿热证

证候 头部和躯干四肢有散在米粒大淡红色、与毛囊一致炎性丘疹，或小脓疱，自觉疼痛刺痒；舌质微红苔薄白，脉微弦。

治则 清热解毒，除湿止痒。

操作要点 依据病损部位，患者取坐位或卧位，充分暴露皮损区域。艾灸治疗以皮损为单位，首先在皮损局部行常规消毒后用毫针或火针点刺毛囊丘疹，并用消毒棉球擦净血污。1. 雀啄灸法：施术者手持点燃的艾条在毛囊丘疹上施灸，采用雀啄灸法进行治疗。施灸时，将艾条点燃的一端，对准应施灸的皮损上方像雀啄样一上一下活动施灸，较大的毛囊疖肿可均匀上下移动时或向四周旋转施灸。使被施灸部位有温热感而无灼痛感为宜，一般治疗时每部位循环施灸5~10分钟，至患者感觉舒适或疼痛消失为度。2. 小艾炷灸法：根据毛囊炎皮损大小选用精制艾绒，制成皮损大小颗粒状的小艾炷，放于疣体之上，施术者用线香点燃艾炷，灸至患者感觉局部微有热痛，术者在患者感觉有热、微痛时迅即用手压灭艾炷，让未燃尽的艾炷继续放置在原处，接着重复上述操作步骤。每次治疗约灸5壮，治疗时间为5分钟，配合耳尖点刺放血。

疗程 隔日治疗1次，5～10次/疗程。

气阴两伤证

证候 躯干四肢有与毛囊一致、散在炎性丘疹或脓疱，素体虚弱，面色苍白，食少纳差；舌淡苔白，脉沉细或迟。

治则 清热解毒，养阴益气。

操作要点 依据病损部位，患者取坐位或卧位，充分暴露皮损区域。艾灸治疗以毛囊炎丘疹为单位，首先在皮损局部行常规消毒后，施术者手持点燃的艾条在皮损进行施灸，采用温和灸与回旋灸法进行治疗。施灸时，将艾条点燃的一端，对准应施灸的部位，在距离皮肤2～3cm处熏烤，使被施灸部位有温热感而无灼痛感为宜，同时均匀地左右方向移动或反复旋转施灸，一般治疗时每部位循环施灸5～10分钟，至患者感觉舒适或疼痛消失为度。配灸膈俞、足三里、曲池、中脘穴。

疗程 隔日治疗1次，5～10次/疗程。

五、按语

毛囊炎为化脓性球菌侵入毛囊或毛囊周围的炎症。病因是病原菌。不清洁、搔抓及机体抵抗力低下可为本病的诱因。早期给予艾灸治疗以祛邪引热，艾灸不仅可以起到消炎、抗病毒的作用，并且艾灸热力深透局部，可促进局部气血运行，抑制渗出，提高免疫，达到扶正祛邪之目的，使毒邪外出。艾灸治疗增强皮肤抵抗力和免疫力，能迅速排出体内毒素，促进皮肤新陈代谢，恢复正常生理功能，达到运行气血、温经通络的作用，使通则不痛，疼痛得以改善。

六、注意事项

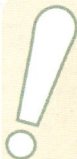

- 和患者或家属沟通治疗方法及注意事项；
- 保持皮损局部清洁，防止继发感染；第一次治疗温度和时间应适当减少，以患者舒适为度；
- 本病诊治中注意病情变化，对于特殊型或合并症则应采取综合治疗；
- 严重高血压、冠心病患者慎用，孕妇忌用。

第十四章 色素障碍性皮肤病

第一节 白驳风（白癜风）

一、定义

白驳风是指皮肤变白、大小不同、形态各异的局限性或泛发性色素脱失性皮肤病。古代文献又称之为"白癜""白驳""斑白""斑驳"等。本病相当于西医的白癜风。（图14-1-1）

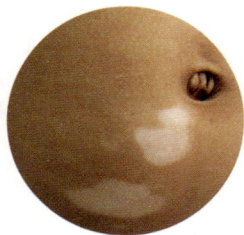

图14-1-1 白驳风
（由李铁男团队供图）

二、病因病机

本病多因气血失和，脉络瘀阻所致。如情志内伤，肝气郁结，气机不畅，复感风邪，搏于肌肤而发；或素体肝肾虚弱，或亡精失血，伤及肝肾，致肝肾不足，外邪侵入，郁于肌肤而致；或跌打损伤，化学物品灼伤，络脉瘀阻，毛窍闭塞，肌肤腠理失养，酿成白斑。

三、诊断要点

1 本病可发生于任何年龄，以青年多见，男女发病几率基本相等。

2 大多分布局限，也可泛发，全身任何部位的皮肤、黏膜均可发生，但以面、颈、手背为多。

3 皮损为大小不等、形态各异的局限性白色斑片，边缘清楚，周边皮肤较正常皮肤色素稍加深。

4 一般无自觉症状。少数在发疹前或同时，以及在白斑增加或扩展时有轻微瘙痒。

5 病程长短不一，完全自愈者较少，亦有愈后复发者。

四、辨证论治

肝郁气滞证

证候 白斑散在渐起，数目不定，伴有心烦郁闷，心胁胀痛，夜眠不安，月经不调，舌淡红、苔薄，脉弦。

治则 疏肝理气，活血祛风。

操作要点 依据病损部位，患者取坐位或卧位，充分暴露皮损区域。艾灸治疗以皮损为单位。配合艾灸期门、膈俞穴。局部常规消毒，施灸时将艾条悬放在距离穴位2～3cm处进行熏烤，不使艾条点燃端直接接触皮肤，使被施灸部位有温热感而无灼痛感为宜，可轮流对皮损部位进行治疗，一般每次治疗每处皮损3～5分钟，至皮损红晕为度。对病损面积小又在脸面部的白斑，可选用一纸剪成与病损大小相等的孔，罩在白斑处进行灸治。对面积较大的白斑，可由外向内一圈一圈地逐渐缩小灸治。对病灶较多又为散在分布的，可分批进行灸治。一般灸30次左右，白斑即转为正常肤色或接近正常肤色，直灸到与正常肤色相同时，即可停灸。每日一次，施灸前可根据患者实际情况进行沟通，可选择梅花针或毫火针在皮损区域进行点刺后进行艾灸，效果更好。

疗程 一般灸30次左右，白斑即转为正常肤色或接近正常肤色，直灸到与正常肤色相同时，即可停灸。

肝肾不足证

证候 白斑局限或者是泛发，体质虚弱，或者有家族史患者，病程较长，伴有头晕耳鸣，失眠健忘，腰酸膝软，舌红少苔，脉细弱。

治则 滋补肝肾，养血祛风。

操作要点 依据病损部位，患者取坐位或卧位，充分暴露皮损区域。艾灸治疗以皮损为单位。配合艾灸肾俞、三阴交穴。方法与疗程同上。

<h2>气血郁滞证</h2>

证候 白斑局限或者是泛发边界清楚，局部可有刺痛，有外伤史，病程反复、缠绵，舌质紫黯，或有瘀斑、瘀点，苔薄白，脉细。

治则 活血化瘀，通经活络。

操作要点 依据病损部位，患者取坐位或卧位，充分暴露皮损区域。艾灸治疗以皮损为单位。配合艾灸气冲、血海、合谷、三阴交穴。方法与疗程同上。其他方法：也可选择配合光疗或自血疗法。

五、按语

中医学认为白癜风的发病多由气血失和，脉络瘀阻；或者情志内伤，肝气郁结，气机不畅，复感风邪，搏于肌肤；或者素体肝肾虚弱，精血损伤，致肝肾不足，外邪侵入，郁于肌肤；或跌打损伤，化学灼伤，脉络瘀阻，毛窍闭塞，肌腠失和酿成白斑。治疗应滋补肝肾，活血化瘀，养血祛风，疏肝理气，通经活络。艾灸有调和阴阳、补中益气、温中散寒、温经通络消瘀、祛风解表、升阳举陷、回阳固脱的作用，故治疗白癜风可起到内外同治的作用，通过艾灸体表皮损"使火气以助元阳也"，调整人体脏器和组织功能，促进机体新陈代谢，增加细胞的数量，增强吞噬细胞的吞噬功能，调整和提高机体的免疫功能，同时配合辨证分型，配以特定经络、腧穴进行艾灸，达到"气至而有效"，遵循中医整体观从宏观上调控各系统和脏器功能，微观上调节细胞生长而起效。

六、注意事项

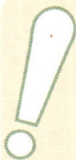

- 本病治疗周期长，患者的依从性很重要。首先要与患者沟通病情，让患者尽量多了解相关知识，同时缓解心理压力，配合治疗；

- 施灸过程中以舒适为度，不可过灸，防止烫伤，术后注意局部保持干燥。本病患者机体免疫功能低下，应从小剂量开始逐渐增加治疗剂量；

- 嘱患者调畅心情，规律作息，合理饮食。注意防晒外伤及蚊虫叮咬。

第二节　黧黑斑（黄褐斑）

一、定义

黧黑斑是一种发生于颜面部位的局限性淡褐色或褐色色素改变的皮肤病。中青年女性多发，临床表现为对称分布于暴露颜面部位的色素沉着斑，平铺于皮肤表面，抚之不碍手，压制不褪色。古代文献亦称之为"肝斑"。本病相当于西医的黄褐斑。（图14-2-1）

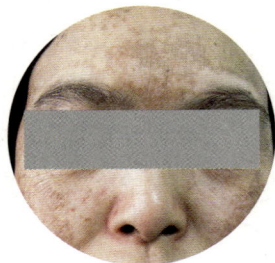

图14-2-1　黧黑斑
（由李铁男团队供图）

二、病因病机

本病多与肝、脾、肾三脏关系密切，气血不能上荣于面为主要病机。如情志不畅，肝郁气滞，气郁化热，熏蒸于面，灼伤阴血而生；或冲任失调，肝肾不足，水火不济，虚火上炎所致；或慢性疾病，营卫失和，气血运行不畅，气滞血瘀，面失所养而成；或饮食不节，忧思过度，损伤脾胃，脾失健运，湿热内生，上熏而致病。

三、诊断要点

1 本病多见于妊娠期、长期服用避孕药、生殖器疾患以及月经紊乱的妇女，也可累及中年男性。

2 多分布于前额、颧部或面颊的两侧。

3 皮疹为黄褐斑片，深浅不定，或呈淡黄灰色，或如咖啡，大小不等，形态各异，孤立散在，或融合成片，一般多呈蝴蝶状。

4 无自觉症状。

5 病程经过缓慢。

四、辨证论治

肝郁气滞证

证候 多见于女性，斑色深褐，弥漫分布；伴有烦躁不安，胸胁胀满，经前乳房胀痛，月经不调，口苦咽干；舌红，苔薄，脉弦细。

治则 疏肝理气，活血消斑。

肝肾不足证

证候 斑色褐黑，面色晦暗；伴有头晕耳鸣，腰膝酸软，失眠健忘，五心烦热；舌红少苔，脉细。

治则 补益肝肾，滋阴降火。

脾虚湿蕴证

证候 斑色灰褐，状如尘土附着；伴有疲乏无力，纳呆困倦，月经色淡，白带量多；舌淡胖边有齿痕，脉濡或细。

治则 健脾益气，祛湿消斑。

气滞血瘀证

证候 斑色灰褐或黑褐；伴有慢性肝病，或月经色暗有血块，或痛经；舌暗红有瘀斑，脉涩。

治则 理气活血，化瘀消斑。

操作要点

① 艾灸配合耳穴贴压、拔罐治疗黄褐斑

具体操作： 面部常规消毒后，于黄褐斑处采用悬灸法，每次10分

钟，以周围有红晕为宜。用润肤油均匀涂于面部，然后选取小号火罐吸拔于面部，由下颌向面颊，由下向上，由内向外，由中间向两边轻推，力度要合适。如此反复30余次，至患者感觉火罐发烫时再换另外一侧。隔日1次，10次为1个疗程，治疗4个疗程后观察疗效。耳穴贴压，主穴取肺、肝、脾、肾、口、面颊，失眠者加神门，月经不调者加内分泌，每次于单侧贴王不留行籽，两耳交替。隔日1次，10次为1个疗程，治疗4个疗程后观察疗效。

② 针刺加隔盐灸治疗黄褐斑

具体操作： ①取穴：主穴：颧髎、太阳、曲池、血海、三阴交、足三里、肺俞。配穴：肝郁气滞型加合谷、太冲、肝俞；胃肠积滞型加天枢、中脘、上巨虚；脾肾两虚型加关元、脾俞、肾俞；失眠加安眠、神门、照海。②常规消毒后，面部穴选用0.20mm×20mm的环球牌毫针，其他部位选用0.25mm×30mm的毫针，直刺进针，得气后留针30分钟。同时用纯净干燥的食盐填敷于脐部（神阙穴）使其与脐平，上置艾炷，施灸3壮。

可配合美白中药面膜、面部刮痧等治疗。

五、按语

黄褐斑属中医学"面尘""黛黑斑"等范畴，中医认为黄褐斑虽然病标在表，而本在内，五脏皆可使面色失华，但是其中肝、脾、肾三脏与该病发生关系尤为密切。该病中医辨证最常见的证型是肝郁气滞血瘀证，血为女之本，"瘀""滞'乃黄褐斑产生的最大原因。

灸法具有温经通络、温阳化气、调达气血脏腑功能的作用。是气滞血瘀型女性黄褐斑中医治疗的理论基础。灸法循经取穴可激发经气，使气血运行通畅，气血通畅，则瘀消斑散，切中黄褐斑病机。现代研究发现艾灸对黄褐斑的灼热刺激可使局部充血、轻微水肿，使病变部位血管扩张，局部血液循环得到改善。可配合药物或其他外治法以增强疗效。

六、注意事项

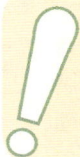

- 皮薄、肌少、筋肉结聚处，妊娠期妇女的腰骶部、下腹部，男女的乳头、阴部、睾丸等处不易施灸；
- 大血管处、心脏部位、眼球周围忌灸。

第十五章 结缔组织病

第一节 皮痹（硬皮病）

一、定义

皮痹是一种以皮肤及各系统胶原纤维进行性硬化为特征的结缔组织病。其特点是皮肤进行性肿胀到硬化，最后发生萎缩。临床分为局限性和系统性两种，前者局限于皮肤，后者除皮肤外，还常累及肺、胃肠、心及肾等内脏器官。本病古代文献称之为"皮痹"。相当于西医的硬皮病。（图15-1-1）

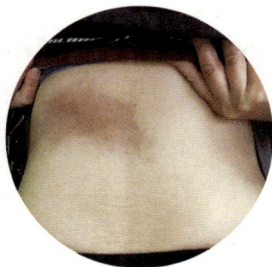

图15-1-1 皮痹
（由李铁男团队供图）

二、病因病机

本病多因营血不足，外受风寒湿之邪，经络阻隔，气血凝滞；或肺、脾、肾三脏亏虚，卫外不固，腠理不密，复感寒湿之邪，经络不畅，气血失和而发病。

三、诊断要点

1 本病可发生于任何年龄，但以青、中年女性多见。

2 皮损好发于头面、四肢、躯干；系统性硬皮病可侵犯内脏各器官，但以消化系统、呼吸系统多见。

3 特征性皮损：局限性硬皮病初期为紫红色斑，慢慢扩大，颜色渐渐变淡，皮肤发硬。毳毛脱落，局部不出汗，后期皮肤萎缩，色素减退。系统性硬皮病可分为浮肿期、硬化期、萎缩期。肢端硬化症皮肤硬化仅发生于肢端。良性硬化症以皮肤钙质沉着、雷诺现象、指（趾）端皮肤硬化、毛细血管扩张为特征；若伴有食道功能障碍者，则称CREST综合征。

4 系统损害：系统性硬皮病可侵犯内脏各器官，但以消化系统、呼吸系统多见。循环系统、泌尿系统、神经系统、内分泌系统等也可累及。

5 实验室检查：轻度贫血，血中嗜酸性粒细胞增多、血沉加快，血中纤维蛋白原含量明显增高，丙种球蛋白增高，血液凝固性增强。

6 本病大多数无内脏损害，病情进展缓慢，预后较好；若侵及内脏，呈弥漫性分布，则病情进展快，预后差，有生命危险。

四、辨证论治

风寒湿痹阻证

证候 皮损可发生于任何部位，呈圆形、不规则形或线形、带状，初期肿胀，后凹陷发硬，皮肤失去弹性；若皮损初起于手指，初起红斑肿胀，继而皮肤紧张发亮而呈蜡样，触之较硬；四肢不温，手足发凉，肌肤发麻，关节疼痛，发热或不规则发热，遇风寒湿冷诸症加重；舌质淡红，苔薄，脉沉或沉弦。本证多见于局限性和系统性皮痹初期阶段。

治则 调和营卫，祛风除湿，温经散寒。

血瘀经脉证

证候 自发病后，症状持续缓慢进展，局限性皮痹之皮损凹陷萎缩，局部发硬。系统性皮痹之皮损，自肢端逐渐累及四肢、面部、胸部，其皮肤板硬，麻木不仁，毳毛脱落，无汗，肢体畏寒，肢端仍凉发紫；面色晦暗，口唇色紫，口干不欲饮，或伴胸胁满闷，心悸气短，经血不调，色暗血块多；舌质紫暗或有瘀斑，苔少，脉沉细涩。

治则 活血化瘀通经。

脾肾阳虚证

证候 周身皮肤板硬，手足尤其呈蜡样，面部皮肤紧张无表情，鼻尖耳薄，口唇薄，口裂小，胸部皮肤紧贴呈消瘦状，四肢不温，手足发凉、变紫；面色㿠白，头晕耳鸣，腰膝酸软，饮食减少，进食困难，便溏溲短，男子阳痿滑精，女子月经不调；舌质淡，苔薄白，脉沉细、细弱。本证多见于系统性皮痹重证。

治则 温补脾肾。

1 局限性硬皮病灸法

取穴：阿是穴（硬皮病局限部位），皮损处经脉循行的邻近穴位。

方法：采取直接灸（点燃艾条，于穴位上灸之，以患者感到灼热能耐受为度，每日1次，每次15～30分钟）；或采取间接灸（艾炷置于生姜片或药饼上，每日1次，每次3～7壮，灸至局部皮肤潮红和湿润为度）。

疗程：15日/疗程。

可酌情配合熏洗、热熨、穴位注射法治疗。

2 系统性硬皮病灸法：

取穴：主穴：肺俞、脾俞、肾俞、皮损区。配穴：气滞血瘀加阳陵泉、外关、肝俞、膈俞、血海；脾肾阳虚加足三里、三阴交、命门、关元、神阙。

方法：采取直接灸（点燃艾条，于穴位上灸之，以患者感到灼热能耐受为度，每日1次，每次15～30分钟）；或采取间接灸（艾炷置于生姜片或药饼上，每日1次，每次3～7状，灸至局部皮肤潮红和湿润为度）。

疗程：15日/疗程。

可酌情配合熏洗、热熨、穴位注射法治疗。

五、按语

皮痹，西医称之为硬皮病，是一种以皮肤肿胀、硬化、小血管痉挛狭窄为特征的顽固难治结缔组织疾病。一般分局限性和系统性两型。中医外治特色疗法之艾灸疗法，具有温散寒邪、补虚强壮、活血行气的功效。《素问·调经论》说："血气者，喜温而恶寒，寒则泣而不流，温则消而去之。"《医学入门》一书也说："寒者灸之，使其气之复温也。"故艾灸可以通过艾的燃烧所产生的热，荡涤风、寒、湿等诸邪对人体的伤害，使气得温则行，气行则血行，气血的运行得以通畅。硬皮病通过借助艾灸时火的热力，给人以温热刺激，通过施灸于穴位或硬皮病局限部位的方法，以达到温散寒邪、祛湿通痹、温补脾肾、活血行气的目的，使驱邪于补正之中，邪去而正不伤。病情在活动期，从中医辨证治疗分析，此时多为风寒湿阻证，治疗上要注意调和营卫、祛风除湿、温经散寒，而艾灸通过施灸于硬皮病局限部位、皮损处经脉循行的邻近穴位可以达到此治疗目的，配合熏洗、热熨法加强温散寒邪的作用。病情在稳定期或晚期，从中医辨证治疗分析，此时多属脾肾阳虚及寒凝血瘀。《医学入门》说："虚则灸之，以火气助元阳也。"《扁鹊心书》认为："人至晚年，阳气衰，故手足不暖，下元疲惫，动作艰难，盖人有一息气则不死。"故用艾灸之法，可以温补阳气，以艾之火热灸之，可以温补人体肾阳、脾阳之不足。火气助之，阳之得补，人自得安。而通过施灸于肺俞、脾俞、肾俞、皮损区、肝俞、膈俞、血海、神阙可以起到温补脾肾祛寒的作用，改善皮损部位的局部血管扩张，促进血液循环，起到活血化瘀通络的作用，同时可以配合熏洗、热熨、穴位注射法加强其治疗作用。本病的病机重点在寒凝腠理，经络痹阻和脏腑失和，故治疗则应着眼于寒凝，同时注重通络，即该病以温阳散寒、活血通络为治则。寒凝既成，解其病损绝非一日之功，用药也难短期见效，因此，本病治疗疗程较长。中医特色疗法艾灸疗法正好适应该病病机，在治疗过程中嘱咐患者要坚持按疗程治疗，以达到治愈疾病的目的。

六、注意事项

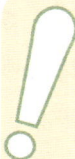

● 初次接受艾灸治疗或体弱者，术者要消除受术者恐惧心理，并征得其同意；

● 被术者，不宜在过度饥饿、疲劳、醉酒、大惊、大恐、大怒的情况下施灸；

● 高血压、发高热的患者勿灸；刚吃过饭勿灸；精神病、抽搐发作时勿灸；女性不宜在月经期施灸，怀孕妇女不可在下腹部、腰骶部施灸；

● 被术者如出现"晕灸"，即突然面色苍白、头晕、恶心、手足发冷，应马上停止施灸，让其平卧，喝一杯温开水或白糖水，即可很快恢复正常；

● 施灸完毕，要彻底熄灭艾火以防火灾；

● 艾灸部位，不可抓破，保持清洁，以免感染。

第十六章 皮肤血管病

第一节 葡萄疫（过敏性紫癜）

一、定义

葡萄疫是血管壁渗透性或脆性增高所致皮肤、黏膜下出现瘀点或瘀斑为主要表现的一种血管炎性疾病。其临床特点是皮肤或黏膜出现紫红色瘀点、瘀斑，压之不褪色，可伴有腹痛、关节痛或肾脏病变，一般无血液系统疾病。古代文献中"肌衄""斑毒""紫癜风"等疾病描述与本病亦有相似之处。相当于西医的过敏性紫癜。（图16-1-1）

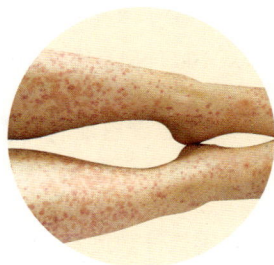

图16-1-1　葡萄疫
（由李铁男团队供图）

二、病因病机

本病总由禀赋不耐，脏腑蕴热，络脉被热邪损伤，遂使血不循经，外溢于皮肤，内渗于脏腑而成。或有风热之邪阻于肌表；或因风湿热之邪阻塞络道和关节；或兼湿热之邪蕴结于肠胃之间；或内伤脏器，肾气不充，气化失司，湿热下注所致。

三、诊断要点

1 本病好发于儿童及青少年，男女皆可发病。

2 发病前有上呼吸道感染史，或药物、食物过敏等病史。

3 典型皮损症状：皮肤分批出现对称分布、大小不等、高出皮肤、压之不褪色的针尖到黄豆大小鲜红色斑丘疹样紫癜，以双下肢伸侧及臀部为多。

4 约2/3患者出现消化道症状，以脐周或下腹部绞痛伴呕吐为主；部分患者同时伴有关节痛和尿异常改变。

5 血小板计数正常或升高，出血、凝血时间正常，血块收缩试验正常。部分患者毛细血管脆性试验阳性，血沉轻度增快。肾脏受累者尿常规可有镜下血尿、尿蛋白等肾脏损害表现。肾组织活检可确定肾脏病变性质。有消化道症状者大便隐血试验多阳性。

6 除外其他疾病引起的血管炎及其他出血性疾患。

四、辨证论治

血热发斑证

证候 起病突然，紫癜色鲜，稍高出皮面，有时融合成片，甚至发生血疱，可伴疲乏、身热、口干、咽痛；亦可有关节疼痛或腹痛、血尿；舌质红，苔薄黄，脉滑数或弦数。

治则 清热凉血散瘀。

操作要点 依据病损部位，患者取坐位或卧位，充分暴露皮损区域。艾灸治疗以皮损为单位。局部常规消毒后进行施灸。取大椎、曲池、外关、合谷，大椎用艾条雀啄灸，配合局部刺络拔罐治疗，曲池、外关、合谷选用温和灸，每穴灸3~5分钟，隔日灸1次，10次为1个疗程。鼻衄者，加鱼际、尺泽，用艾条施雀啄灸5分钟；尿血者，加中极、照海，用艾条温和灸3~5分钟。

脾虚失摄证

证候 病程较久，常反复发作，紫癜色暗，面色萎黄，倦怠乏力；舌淡或有齿痕，苔白，脉细弱或沉缓。

治则 健脾益气，养血摄血。

操作要点 依据病损部位，患者取坐位或卧位，充分暴露皮损区域。艾灸治疗以皮损为单位。局部常规消毒后进行施灸。取主穴：脾俞、足三里、气海、膈俞。脾俞、膈俞用大艾炷无瘢痕灸，每穴灸7壮；足三里、气海分别用艾条温和灸，每穴灸10分钟，每日灸1次。便血者，加承山穴，施艾条温和灸10～15分钟；月经过多者，加隐白穴，施艾条温和灸10～15分钟。

阴虚火旺证

证候 瘀斑呈紫红，色不鲜明，分布稀疏，反复发作，伴体形消瘦，五心烦热，颧红盗汗，唇绛口干，低热，寐差，或兼见便血、血尿诸证；舌红少苔或光剥，脉细数。

治则 滋阴降火，凉血散瘀。

操作要点 依据病损部位，患者取坐位或卧位，充分暴露皮损区域。艾灸治疗以皮损为单位。局部常规消毒后进行施灸。取主穴：太溪、三阴交、交信、血海。选用艾条温和灸，先灸血海、三阴交，再换太溪、交信。每穴灸3～5分钟，灸5次，隔日灸1次。配穴：心烦者，加阴郄；盗汗者，加复溜；咯血者，加鱼际；牙龈出血者，加照海。每穴均用艾条施温和灸5分钟左右。

瘀血内阻证

证候 紫癜以下肢为重，间见黑紫血疱，常伴有足踝肿胀，关节疼痛，屈伸不利，四肢沉重，或伴有腹胀微痛，纳呆，恶心呕吐，甚则剧烈腹痛，便血或黑便，口干不欲饮，小便短赤；舌红，苔黄腻，脉滑数。

治则 清热利湿，祛瘀通络。

操作要点 依据病损部位，患者取坐位或卧位，充分暴露皮损区域。艾灸治疗以皮损为单位。局部常规消毒后进行施灸。取主穴：膈俞、次髎、血海、三阴交。其中膈俞、次髎用小艾炷无瘢痕灸，艾炷如黄豆大，每穴灸3～5壮，血海、三阴交用艾条温和灸，每穴灸3～5分钟，隔日灸1次。心悸者加内关，失眠者加神门，夜间疼痛明显者，加阿是穴。用艾条温和灸，每穴灸3～5分钟。

五、按语

葡萄疫的形成主要由于禀赋不耐，邪伤脉络所致。辨证首分虚实，实者以热毒、湿热为主，虚者以气虚、阴虚、阳虚多见。治疗早期以清热凉血、活血化瘀为主，后期以补脾益肾为基本原则。大椎属督脉，为退热要穴，有清热解表、扶正祛邪的功效，配合刺络拔罐，增强退热效果；曲池、合谷均属手阳明大肠经，可清热解表、调理气血；外关为三焦经的络穴，可疏风解表、清泄里热，可针对早期以热毒为主者；脾俞、足三里、气海有健脾益气、扶正培元、统血摄血的作用；膈俞为血会，既有活血化瘀的作用，又有养血和血的作用，是治疗血病的首选穴，脾俞、膈俞在背部肌肉丰满地方，可用大艾炷无瘢痕灸治疗以强刺激；太溪为肾经原穴，三阴交为足三阴经交会穴，二穴相配，有养阴清热、益肾补虚的功效；交信为阴跷脉之郄穴，郄穴长于治疗血证，血海可养血、止血、活血化瘀，在疾病不同证型，选用不同的穴位治疗以促进症状消退。

六、注意事项

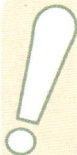

- 去除病因，寻找诱发因素；清淡饮食，忌食辛辣刺激；注意休息，避免久站久行；避免空腹、过饱、极度疲劳时施灸，严重高血压、冠心病患者慎用。孕妇忌用；

- 艾灸前向患者讲解艾灸的目的、方法及注意事项，以最佳心理状态配合治疗；施灸在通风环境下进行，室温保持在22℃；协助患者取一舒适、平正体位，暴露施灸部位，冬季注意保暖；严格无菌操作。治疗前用温水清洗熏灸部位，治疗过程中经常询问患者的感觉并随时测试患者穴位皮肤温度，观察皮肤颜色，艾灸过程中注意及时弹拨艾灰，防止烫伤皮肤及衣物。穴位有瘢痕、溃疡和充血明显的皮损应避开，但错其穴不能错其经。为老年患者与小儿治疗时，将食、中两指置于施灸部位两侧，通过操作者的手指来测知患者局部受热程度，以便随时调节施灸时间和距离，防止烫伤；

- 艾条使用前后保持干燥，用后彻底熄灭，置于密封金属容器内，以防留下火灾隐患。

第二节　臁疮（小腿慢性溃疡）

一、定义

臁疮是指发生于小腿臁骨部位的慢性皮肤溃疡。古代文献称之为"臁疮""裤口疮""裙风""烂腿"等。本病相当于西医的小腿慢性溃疡。

二、病因病机

本病多由久站或过度负重而致小腿筋脉横解，青筋显露，瘀停脉络，久而化热，或小腿皮肤破损染毒，湿热下注而成，疮口经久不愈。

三、诊断要点

1 发病部位在小腿下1/3处，内臁多于外臁。

2 局部初起常先痒后痛，色红，糜烂，迅速转为溃疡，溃疡大小不等，呈灰白或暗红色，表面附有黄色腐苔，脓水稀秽恶臭。

3 病久溃疡边缘变厚高起，周边皮色黯黑，漫肿或伴有湿疮，难以收口，易反复发作。

4 多见于静脉曲张患者。

四、辨证论治

湿热下注证

证候 小腿青筋怒张，局部发痒、红肿、疼痛，继则破溃，滋水淋漓，疮面腐暗，伴口渴，便秘，小便黄赤；苔黄腻，脉滑数。

治则 清热利湿，和营解毒。

操作要点

❶ 艾灸配合中药外用

艾灸疗法：将艾条围绕创面灸之，使患者感到温度适中即可，每次灸30～40分钟，每日或隔日一次。灸后外敷生肌象皮膏或地榆油纱条。

❷ 清艾条施行温和灸法

将艾条点燃后用熏灸架固定，置溃疡面周围施行温和灸，热力以舒适可耐受为度。每日灸2次，每次30分钟。

五、按语

中医特色外治疗法艾灸治疗可直接作用于病灶（阿是穴），达到药物无法比拟的疗效。"艾能温通十二经脉"，点燃熏灸，作用尤著。本病多灸督脉、任脉或诸阳经穴，配合局部选穴，"以痛为腧"取阿是穴，艾灸局部以活血通络，促进气血运行，通过经络传导，激发脏腑经络的功能，达到调整机体阴阳气血运行的作用，取得非常好的治疗效果。

六、注意事项

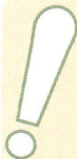

- 保持患者皮损局部清洁，防止继发感染；
- 本病诊治中注意病情变化，有破溃、明显渗出或感染时应综合治疗；
- 患足宜抬高，减少走动，使肢体血流通畅，以加速疮口愈合；
- 严重高血压、冠心病患者慎用。

第十七章 其他病证

第一节 肥胖症

一、定义

肥胖症是指体内脂肪过多，使得体重超标。体重超过目前临床标准体重的20%以上，脂肪百分率超过30%，或者身体质量指数（body mass index，简称BMI）超过26，可确诊为肥胖症。通常分为单纯性和继发性两类，前者无明显神经或内分泌系统异常症状，临床多见；后者与遗传、药物有关，或因神经、内分泌和代谢疾患引发。艾灸治疗以单纯性肥胖为主。肥胖症易并发糖尿病、高血压、动脉粥样硬化、冠心病及多种感染性疾患。女性肥胖多致内分泌失调，体重失控，子宫内外脂肪细胞增多，出现不孕。

二、病因病机

肥胖症多因脾胃运化失常，气血阴阳失调，痰湿蕴滞体内，积聚日久，则成本病。若胃肠积热，则消谷善饥，摄食过多，脂膏内存；

若脾胃气虚，则运化无力，痰饮内伤，泛溢肌肤；若肾气不足，气化失常，水湿内停，而发生肥胖。

三、诊断要点

❶ 体重指数≥26{BMI=体重（kg）/身高（m²）}。

❷ 超过体重标准的20%。

❸ 脂肪百分率超过30%。

以上三项符合其中两项即可判定为肥胖。

四、辨证论治

胃肠积热证

证候 轻者常无明显症状，重者多有体型肥胖，困乏倦怠，行动缓慢，动则少气。兼见食欲旺盛，口燥咽干，渴喜冷饮，恶热多汗，大便秘结，小便短黄，舌红，苔黄，脉滑数。

治则 清热利湿，化痰消脂。

操作要点 首先，准备消毒用具如酒精、棉签、紫药水、镊子以及足够的艾条、艾炷等；其次，依据所选穴位在体表的标志，患者取适当体位，并充分暴露施灸部位；主穴：水分、神阙、天枢、三阴交、关元、水道、足三里；配穴：上巨虚、支沟、阳陵泉、丰隆。艾灸治疗以穴位或者局部肥胖处为主，首先皮肤进行常规消毒后，施术者手持点燃的艾条在穴位处或者肥胖局部进行施灸。根据病情可选择艾条灸、隔姜灸、温灸器或者多功能艾灸仪进行治疗。艾灸施灸时，将艾条点燃的一端或者多功能艾灸仪对准应施灸的部位，在距离皮肤2～3cm处熏烤，使被施灸部位有温热感而无灼痛感为宜，同时均匀地左右方向移动或者反复旋转施灸，一般治疗部位循环施灸10～15分钟，至皮肤红晕为度。

疗程 每日1次，30天为1个治疗周期，一般治疗3个周期。

脾胃气虚证

证候 轻者常无明显症状，重者多有体形肥胖，困乏倦怠，行动缓慢，动则少气。兼见不思饮食，食后乏力，食后腹胀，嗜睡懒言，大便溏薄，舌淡胖有齿痕苔薄白，脉缓弱。

治则 健脾益气，除湿消肿。

操作要点 首先，准备消毒用具如酒精、棉签、紫药水、镊子以及足够的艾条、艾炷等；其次，依据所选穴位在体表的标志，患者取适当体位，并充分暴露施灸部位，主穴：水分、神阙、天枢、三阴交、关元、水道、足三里；配穴：脾俞、胃俞。艾灸治疗以穴位或者局部肥胖处为主，首先皮肤进行常规消毒后，施术者手持点燃的艾条在穴位处或者肥胖局部进行施灸。根据病情可选择艾条灸、隔姜灸、温灸器或者多功能艾灸仪进行治疗。艾灸施灸时，将艾条点燃的一端或者多功能艾灸仪对准应施灸的部位，在距离皮肤2~3cm处熏烤，使被施灸部位有温热感而无灼痛感为宜，同时均匀地左右方向移动或者反复旋转施灸，一般治疗部位循环施灸10~15分钟，至皮肤红晕为度。隔姜灸：定穴后，将直径2~3cm，厚0.2~0.3cm穿孔的姜片，放在应灸腧穴，上置艾炷灸之，燃尽后，易炷再灸，每灸5~7壮，以皮肤红晕为度。

疗程　每日1次，30天为1个治疗周期，一般治疗3个周期。

肾阳不足证

证候　轻者常无明显症状，重者多有体型肥胖，困乏倦怠，行动缓慢，动则少气。兼见面色㿠白，动则喘促，自汗神疲，腰膝酸软，头晕耳鸣，渴而少饮，或畏寒肢肿，女性多伴经水不调，男性兼见阳痿早泄，舌质淡胖，苔白，脉沉细弱无力。

治则　温肾壮阳，健脾除湿。

操作要点　首先，准备消毒用具如：酒精、棉签、紫药水、镊子以及足够的艾条、艾炷等；其次，依据所选穴位在体表的标志，患者取适当体位，并充分暴露施灸部位；主穴：水分、神阙、天枢、三阴交、关元、水道、足三里；配穴：肾俞、太溪、照海、命门，三焦俞。艾灸治疗以穴位或者局部肥胖处为主，首先皮肤进行常规消毒后，施术者手持点燃的艾条在穴位处或者肥胖局部进行施灸。根据病情可选择艾条灸、隔姜灸、温灸器或者多功能艾灸仪进行治疗。艾灸施灸时，将艾条点燃的一端或者多功能艾灸仪对准应施灸的部位，在距离皮肤2～3cm处熏烤，使被施灸部位有温热感而无灼痛感为宜，同时均匀地左右方向移动或者反复旋转施灸，一般治疗部位循环施灸10～15分钟，至皮肤红晕为度。隔姜灸：定穴后，将直径2～3cm，厚0.2～0.3cm穿孔的姜片，放在应灸腧穴，上置艾炷灸之，燃尽后，易炷再灸，每灸5～7壮，以皮肤红晕为度。

疗程 每日1次，30天为1个治疗周期，一般治疗3个周期。

五、按语

肥胖是由于脾胃运化失常，气血阴阳失调，导致水湿膏脂等壅滞体内而致。中医历来就有"灸治百病"之说，《灵枢·官能》指出："针所不为，灸之所宜"，《医学入门》也有"药之不入，针之不到，必须灸之"的论述。艾属温性，其味芳香，善通十二经脉，具有理气血、逐寒湿、温经、止血、安胎等作用。可广泛应用于临床寒、热、虚、实诸症。艾灸起到的作用与以下五点有关：（1）局部刺激：局部的温热刺激，可增强局部的血液循环与淋巴循环，加强局部皮肤组织代谢能力，促进病理产物消散吸收；（2）经络的调节：《内经》指出："阴平阳秘，精神乃治，阴阳离决，精气乃绝"，"气血不和，百病乃变化而生"。认为一切疾病均有阴阳、气血不和所致，艾灸通过激发经气，使人体阴阳气血相对平衡；（3）免疫功能的调节：艾灸对人体免疫功能的调节具有双向性，即免疫低下者可以使之升高，免疫机能亢进者可以使之降低；（4）药物本身的药理作用：清代·吴仪洛在《本草从新》中说："艾叶苦辛，生温熟热，纯阳之性，能回垂绝之亡阳，通十二经，走三阴，理气血，逐寒湿，暖子宫，止诸血，温中开郁，调经安胎，……以之艾火，能透诸经而除百病。"正是因为有了艾火才有了艾灸疗法；（5）艾灸作用于人体主要表现的是一种综合作用，是多种因素相互作用，相互影响，共同发挥的整体作用。总之，艾灸减肥机制在于调整机体功能，通过对身体各系统的调节，一方面能够抑制肥胖者的亢进食欲，同时也抑制了亢进的胃肠消化吸收机能，从而减少了能量的摄入，另一方面可以促进能量代谢，增加能量消耗，促进体内脂肪动员及分解，达到减肥的目的。

六、注意事项

- 与患者或者家属沟通治疗方法及注意事项；

- 消除患者的急躁、悲观、抑郁和焦虑心理，避免精神紧张，增强治疗的信心；

- 施灸的热度应该是循序渐进的，施灸的部位也应该是由少到多的，热度也是逐渐增加的；

- 若灸后身体不适者如：头昏、烦躁等，嘱适度活动身体，饮少量温水；

- 禁止在过度饥饿、饱食、疲劳、醉酒、大惊大怒的情况下施灸；皮薄、肌少、筋肉结聚处，月经期妇女也不要灸。

穴位索引

A

B

百会（督脉）

定位　后发际线正中直上7寸，或当头部正中线与两耳尖连线的交点处。

解剖　在帽状腱膜中；有左右颞前动脉、静脉及左右枕动、静脉吻合网；布有枕大神经及额神经分支。

臂臑（手阳明大肠经）

定位　人体的臂外侧，当曲池穴与肩髃穴连线上，曲池穴上7寸，三角肌止点处。

解剖　在肱骨桡侧，三角肌下端，肱三头肌外侧头的前缘；有旋肱后动脉分支及肱深动脉；布有前臂背侧皮神经，深层有桡神经本干。

C

尺泽（手太阴肺经）

定位　肘横纹中，肱二头肌腱桡侧凹陷处。

解剖　在肘关节，当肘二头肌腱之外方，肱桡肌起始部；有桡侧返动、静脉分支及头静脉；布有前臂外侧皮神经，直下为桡神经。

承山（足太阳膀胱经）

定位　腓肠肌两肌腹之间凹陷的顶端处，约在委中穴与昆仑穴之间中点。

在腓肠肌两肌腹交界下端；有小隐静脉，深层为股后动、静脉；布有腓肠内侧皮神经、深层为腓神经。

次髎（足太阳膀胱经）

定位 第2骶后孔中，约当髂后上棘下与后正中线之间。

解剖 在臀大肌起始部；当髂外侧动、静脉后支处；为第2骶神经后支通过处。

承扶（足太阳膀胱经）

定位 臀横纹中点。

解剖 在臀大肌下缘；有坐骨神经伴行的动、静脉，布有股后皮神经，深层为坐骨神经。

D

大椎（督脉）

定位 后正中线上，第7颈椎棘突下凹陷中。

解剖 有腰背筋膜，棘上韧带及棘间韧带；有第1肋间后动、静脉背侧支及棘突间静脉丛；布有第8颈神经后支。

犊鼻（足阳明胃经）

定位 屈膝，在髌韧带外侧凹陷中，又名外膝眼。

解剖 在髌韧带外缘；有膝关节动、静脉网；布有腓肠外侧皮神经及腓总神经关节支。

E

F

肺俞（足太阳膀胱经；肺之背俞穴）

定位 在当第3胸椎棘突下，旁开1.5寸。

解剖 有斜方肌、菱形肌，深层为最长肌；有第3肋间动、静脉后支；布有第3、4胸神经后支的内侧皮支，深层为第3胸神经后支肌支。

丰隆（足阳明胃经）

定位 小腿前外侧，外踝尖上8寸，条口穴外1寸，距胫骨前嵴外2横指。

解剖 在趾长伸肌外侧和腓骨短肌之间；有胫前动脉分支；当腓浅神经处。

风池（足少阳胆经）

定位 胸锁乳头肌与斜方肌上端之间的凹陷处，平风府穴。

解剖 在胸锁乳头肌与斜方肌上端附着部之间凹陷中，深部为头夹肌，有枕动、静脉分支，布有枕小神经分支。

风市（足少阳胆经）

定位 在大腿外侧部的中线上，当腘横纹水平线上7寸。或直立垂手时，中指尖处。

解剖 在阔筋膜下，股外侧肌中；有旋股外侧动、静脉肌支；布有股外侧皮神经，股神经肌支。

伏兔（足阳明胃经）

定位 在髂前上棘与髌骨底外缘连线上，髌骨外上缘上6寸。

解剖 在股直肌的腹肌中，有旋股外侧动、静脉分支；布有股前皮神经、股外侧皮神经。

复溜（足少阴肾经）

定位 在小腿内侧，太溪直上2寸，跟腱的前方。

解剖 在胫骨后方，比目鱼肌下端移行于跟腱处之内侧；深层前方有胫后动、静脉；布有腓肠内侧皮神经、小腿内侧皮神经，深层为胫神经。

风门（足太阳膀胱经）

定位 在背部，当第2胸椎棘突下，旁开1.5寸。

解剖 有斜方肌，菱形肌，上后锯肌，深层为最长肌；有第2肋间动、静脉分支；布有2、3胸神经后支的内侧皮支，深层为第2、3胸神经后支肌支。

G

关元（任脉，小肠募穴）

定位　在下腹部，前正中线上，当脐中下3寸。

解剖　布有第12肋间神经的前皮支的内侧支，腹壁浅动、静脉分支和腹壁下动、静脉分支。

膈俞（足太阳膀胱经；八会穴之血会）

定位　在背部，当第7胸椎棘突下，旁开1.5寸。

解剖　在斜方肌下缘，有背阔肌、最长肌；布有第7肋间动、静脉的分支；布有第7、8胸神经后支的内侧皮支，深层为第7、8胸神经后支的肌支。

肝俞（足太阳膀胱经，肝之背俞穴）

定位　在背部，当第9胸椎棘突下，旁开1.5寸。

解剖　位于背阔肌、最长肌和髂肋肌之间；有第9肋间动、静脉的分支，布有第9、10胸神经后支的皮支，深层为第9、10胸神经后支的肌支。

公孙（足太阴脾经）

定位　第1趾骨基底部前下方，赤白肉际处。

解剖　在拇趾展肌中；有趾内侧动脉分支及足背静脉网；布有隐神经及腓浅神经分支。

H

合谷（手阳明大肠经）

定位　手背，第1、2掌骨之间，当第2掌骨桡侧中点处。

解剖　在第1、2掌骨之间，第1骨间背侧肌中，深层有拇收肌横头；有手背静脉网，为头静脉的起部，腧穴近侧正当桡动脉从手背穿向手掌之处；布有桡神经浅支的掌背侧神经，深部有正中神经的指掌侧固有神经。

会阴（任脉）

定位　男性在阴囊根部与肛门连线中点处，女性在大阴唇后联合与肛门连线的中点处。

解剖　在海绵体中央，有会阴浅、深横肌；有会阴动、静脉分支；布有会阴神经分支。

环跳（足少阳胆经）

定位　侧卧屈股，当股骨大转子高点与骶管裂孔连线的外1/3与内2/3交点处。

解剖　在臀大肌、梨状肌下缘，内侧为臀下动、静脉；布有吞下皮神经、臀下神经，深部正当坐骨神经。

J

交信（足少阴肾经，阴跷脉之郄穴）

定位　太溪穴上2寸，胫骨内侧面后缘，约当复溜穴前0.5寸。

解剖　在趾长屈肌中；深层为胫后动、静脉；布有小腿内侧皮神经，后方为胫神经干本支。

肩贞（手太阳小肠经）

定位　臂内收，腋后纹头上1寸。

解剖　在肩关节后下方，肩胛骨外侧缘，三角肌后缘，下层是大圆肌，有旋肩胛动、静脉；布有腋神经分支，深部上方为桡神经。

绝骨（足少阳胆经）

定位　外踝高点上3寸，腓骨前缘稍前处。

解剖　在趾长伸肌和腓骨短肌之间，有胫前动、静脉分支；布有腓前神经。

解溪（足阳明胃经）

定位　足背踝关节横纹中央凹陷处，当拇长伸肌腱与趾长伸肌腱之间。

解剖　在拇长伸肌腱与趾长伸肌腱之间；有胫前动、静脉；浅部当腓前神经，深部当腓深神经。

K

昆仑（足太阳膀胱经，经穴）

定位 外踝尖与跟腱之间凹陷处。

解剖 有腓骨短肌，有小隐静脉及外踝后动、静脉，布有腓肠神经。

L

M

命门（督脉）

定位 在腰部，当后正中线上，第二腰椎棘突下凹陷中。

解剖 在腰背筋膜、棘上韧带及棘间韧带中；有腰动脉后支及棘突间静脉丛；布有腰神经后支内侧支。

N

内关（手厥阴心包经）

定位 在前臂掌侧，当曲泽与大陵穴的连线上，腕横纹上2寸，掌长肌腱与桡侧腕屈肌腱之间。

解剖 有指浅屈肌，深层为指深屈肌；有前臂正中动、静脉，深层为前臂掌侧骨间动、静脉；布有前臂内侧皮神经，其下为正中神经掌皮支，深层为前臂掌侧骨间神经。

O

P

脾俞（足太阳膀胱经）

定位 在背部，当第11胸椎棘突下，旁开1.5寸。

解剖 在背阔肌，最长肌和髂肋肌之间；有第11肋间动、静脉后支；布有第10、11、12胸神经后支的皮支，深层为第11、12胸神经后支的肌支。

Q

曲池（手阳明大肠经）

定位　屈肘，成直角，当肘横纹外端与肱骨外上髁连线的中点。

解剖　桡侧腕长伸肌起始部，肱桡肌的桡侧；有桡返动脉的分支；布有前臂背侧皮神经，内侧深层为桡神经本干。

气海（任脉）

定位　下腹部，前正中线上，脐中下1.5寸。

解剖　在腹白线上，深部为小肠；浅层主要有第11胸神经前支的前皮质和腹壁浅静脉的属支，深层主要有第11胸神经前支的分支。

期门（足厥阴肝经，肝之募穴）

定位　乳头直下，第6肋间隙，前正中线旁开4寸。

解剖　在腹内外斜肌腱膜中，有肋间肌；有肋间动、静脉；布有第6、7肋间神经。

气冲（足阳明胃经）

定位　在腹股沟稍上方，脐中下5寸，前正中线旁开2寸。

解剖　在耻骨结节外上方，有腹外斜肌腱膜，在腹内斜肌、腹横肌下部，有腹壁前动、静脉分支，外侧为腹壁下动、静脉，布有髂腹股沟神经。

颧髎（手太阳小肠经）

定位　目外眦直下，颧骨下凹陷处。

解剖　在颧骨下颌突的后下缘稍后，咬肌的起始部，颧肌中；有面横动、静脉分支；布有面神经及眶下神经。

R

S

神阙（任脉）

定位　脐窝正中。

解剖　在脐窝正中，深部为小肠；有腹壁下动、静脉；布有第10肋间神经前皮支的内侧分支。

三阴交（足太阴脾经）

定位　内踝高点上3寸，胫骨内侧缘后方。

解剖　在胫骨后缘和比目鱼肌之间，深层有屈趾长肌；有大隐静脉，胫后动、静脉；有小腿内侧皮神经，深层后方有胫神经。

神门（手少阴心包经）

定位　腕横纹尺侧端，尺侧腕屈肌腱的桡侧凹陷处。

解剖　在尺侧腕屈肌腱与指浅屈肌之间，深层为指深屈肌；有尺动脉通过；布有前臂内侧皮神经、尺侧为尺神经。

肾俞（足太阳膀胱经；肾之背俞穴）

定位　在腰部，当第2腰椎棘突下，旁开1.5寸。

解剖　在腰背筋膜，最长肌和髂肋肌之间；有第2腰动、静脉后支；布有第2、3腰神经后支的外侧支，深层为第2、3腰神经后支的肌支。

三焦俞（足太阳膀胱经）

定位　在腰部，第1腰椎棘突下，旁开1.5寸。

解剖　在腰背筋膜，最长肌和髂肋肌之间；有第1腰动、静脉后支；布有第1、2腰神经后支的外侧支，深层为第1、2腰神经后支的肌支。

上巨虚（足阳明胃经）

定位　在犊鼻穴下6寸，足三里穴下3寸。

解剖　在胫骨前肌中；有胫前动、静脉；布有腓肠外侧皮神经及隐神经的皮支，深层当腓深神经。

四渎（手少阳三焦经）

定位　半屈肘俯掌，于手背腕横纹上7寸，尺、桡两骨之间取穴，或者尺骨鹰嘴下5寸，尺桡骨之间。

解剖　在指总伸肌与尺侧腕伸肌之间；深层有前臂骨间背侧动、静脉；布有前臂背侧皮神经，深层有前臂骨间背侧神经。

水分（任脉）

定位　前正中线上，脐上1寸。

解剖　在腹白线上，深部为小肠；有腹壁下动、静脉；布有第8、9肋间神经前皮支的内侧分支。

水道（足阳明胃经）

定位　脐中下3寸，前正中线旁开2寸。

解剖　当腹直肌及其鞘处；有第12肋间动、静脉分支，外侧为腹壁下动、静脉；布有第12肋间神经（内部为小肠）。

T

太溪（足少阴肾经）

定位　在足内侧，内踝后方，当内踝高点与跟腱之间的凹陷处。

解剖　前方有胫后动、静脉；布有小腿内侧皮神经；当胫神经之经过处。

太冲（足厥阴肝经）

定位　在足背侧，当第1、2跖骨间隙的后方凹陷处。

解剖　有足背静脉网，第一跖背侧动脉；布有跖背神经。

太阳（经外奇穴）

定位　在颞部，当眉梢与目外眦之间，向后约1横指凹陷处。

解剖　在颞筋膜及颞肌中；浅层有上颌神经颧颞支和颞前动脉分部；深层有下颌神经肌支和颞前动脉肌支分布。

天枢（足阳明胃经，大肠募穴）

定位　脐中旁开2寸。

解剖　当腹直肌及其鞘处；有第10肋间动、静脉分支及腹壁下动、静脉分支；布有第10肋间神经分支（内部为小肠）。

听会（足少阳胆经）

定位　在耳屏间切迹前，下颌骨髁状突后缘，张口凹陷处。

解剖　有颞浅动脉耳前支，深部为颈外动脉及面后静脉；布有耳大神经，皮下为面神经。

U

V

W

胃俞（足太阳膀胱经）

（定位）　在背部，当第12胸椎棘突下，旁开1.5寸。

（解剖）　在腰背筋膜，最长肌和髂肋肌之间；有肋下动、静脉后支；布有第12胸神经和第1腰神经后支的皮支，深层为第12胸神经和第1腰神经后支的肌支。

外关（手少阳三焦经）

（定位）　腕背横纹上2寸，尺骨与桡骨正中间。

（解剖）　在桡骨与尺骨之间，指总伸肌与拇长伸肌之间；深层有前臂骨间背侧动脉和掌侧动、静脉；布有前臂背侧皮神经，深层有前臂骨间背侧神经及掌侧神经。

委中（足太阳膀胱经）

（定位）　在腘横纹中点，当股二头肌腱与半腱肌肌腱的中间。

（解剖）　在腘窝正中，有腘筋膜；皮下有股腘静脉，深层内侧为腘静脉；最深层为腘动有股后皮神经，正当胫神经处。

X

血海（足太阴脾经）

（定位）　屈膝，髌骨内侧上缘上2寸，当股四头肌内侧头隆起处。

（解剖）　在股骨内上髁上缘，股内侧肌中间；有股动、静脉肌支；布有股前皮神经及股神经肌支。

心俞（足太阳膀胱经；心之背俞穴）

（定位）　在背部，当第5胸椎棘突下，旁开1.5寸。

（解剖）　有斜方肌、菱形肌，深层为最长肌；有第5肋间动、静脉后支；布有第5、6胸神经后支的内侧皮支，深层为第5、6胸神经后支肌支。

小海（手太阳小肠经）

定位　屈肘，当尺骨鹰嘴与肱骨内上髁之间凹陷处。

解剖　尺神经沟中，为尺侧腕屈肌的起始部；有尺侧上、下副动脉和副静以及尺返动、经脉；布有前臂内侧皮神经、尺神经本干。

Y

鱼际（手太阴肺经）

定位　第1掌骨中点桡侧，赤白肉际处。

解剖　有拇短展肌和拇指对掌肌；血管当拇指静脉回流支；布有前臂外侧皮神经和桡神经浅支混合支。

隐白（足太阴脾经）

定位　足大趾内侧趾甲跟旁0.1寸。

解剖　有趾背动脉；布有腓浅神经的足背支及足底内侧神经。

阳陵泉（足少阳胆经）

定位　在小腿外侧，当腓骨小头前下方凹陷处。

解剖　在腓骨长、短肌中；有膝下外侧动、静脉；当腓总神经分为腓浅神经及腓深神经处。

翳风（手少阳三焦经）

定位　乳突前下方与下颌角之间凹陷处。

解剖　有耳后动、静脉，颈外浅静脉；布有耳大神经，深层为面神经干从茎乳突穿出处。

阳谷（手太阳小肠经）

定位　腕背横纹尺侧端，当尺骨茎突与三角肌之间凹陷处。

解剖　当尺侧腕伸肌腱的尺侧缘，有腕背侧动脉；布有尺神经手背支。

Z

中脘（任脉）

（定位）　上腹部，前正中线上，脐中上4寸。

（解剖）　在腹白线上，深部为胃幽门部；浅层主要布有第8胸神经前支的前皮支、腹壁浅静脉属支，深层有第8胸神经前支的分支。

足三里（足阳明胃经合穴；胃下合穴）

（定位）　在小腿前外侧，当犊鼻下3寸，距胫骨前嵴外1横指。

（解剖）　在胫骨前肌、趾长伸肌之间；有胫前动、静脉；为腓肠外侧皮神经及隐神经皮支分布处，深层当腓深神经。

中极（任脉）

（定位）　前正中线上，脐下4寸。

（解剖）　在腹白线上，内部为乙状结肠；有腹壁浅动、静脉分支和腹壁下动、静脉分支；布有髂腹下神经的前皮支。

照海（足少阴肾经）

（定位）　在足内侧，内踝高点下缘凹陷处。

（解剖）　在内踝下方，（足母）趾外展肌止点；后方有胫后动、静脉；布有小腿内侧皮神经，深部为胫神经本干。

支沟（手少阳三焦经）

（定位）　腕背横纹上3寸，尺骨与桡骨正中间。

（解剖）　在桡骨与尺骨之间，指总伸肌与拇长伸肌之间；深层有前臂骨间背侧动脉和掌侧动、静脉；布有前臂背侧皮神经，深层有前臂骨间背侧神经及掌侧神经。

参考文献

[1] 陈德宇，王玉玺，吴志华，等. 中西医结合皮肤性病学[M]. 北京：中国中医药出版社，2005.

[2] 艾宙，张倩如，刘媛媛，等. 温针灸治疗慢性瘾疹的疗效观察[J]. 针灸临床杂志，2006，22（12）：47-48.

[3] 邹国明. 热敏灸治疗血虚风燥型慢性荨麻疹作用机理探讨[J]. 江西中医药，2012，43（7）：51-52.

[4] 刘霞，陶硕. 神阙穴拔罐配合一指禅法治疗荨麻疹100例[J]. 陕西中医，2004，25（11）：1026-1027.

[5] 张林. 中医辨证分型论治硬皮病体会[J]. 四川中医，2005，23（1）：66-67.

[6] 郭刚. 中医外治法治疗硬皮病探讨[J]. 四川中医，2002，20（8）：18-19.

[7] 赵志芬. 温针灸配合拔罐治疗局限性皮肤病8例[J]. 山西中医，2002，18（5）：20.

[8] 祁越，张玉华，张琳. 针灸配合局部注射治疗局限性硬皮病10例[J]. 中国针灸杂志，2004，24（6）：392.

[9] 傅海儿. 艾灸治疗斑秃的临床疗效观察[D]. 南京中医药大学，2014.

[10] 陈萍，李壮. 艾灸配合耳穴贴压治疗黄褐斑的疗效观察[J]. 中医美容医学2013，22（12）：1332-1333.

[11] 张帆，王国书．耳穴贴压配合面部艾灸推罐治疗黄褐斑68例[J]．上海针灸杂志，2008，27（5）：32.

[12] 林红．神阙穴隔药饼灸治疗黄褐斑50例疗效观察[J]．中医针灸，1995，29（5）：37-38.

[13] 老锦雄，李子勇．针刺加神阙隔盐灸治疗黄褐斑60例疗效观察[J]．中医针灸，2005，25（1）：35-36.

[14] 武燕，刘茜，张婳．妥塞敏联合面部温灸治疗黄褐斑的临床效果观察[J]．重庆医学，2015，44（2）：243-244.

[15] 张卫华．腠理与汗法的研究［D］．成都：成都中医药大学，2008.

[16] 张英栋．银屑病经方治疗心法：我对"给邪出路"的临证探索［M］．北京：中国中医药出版社，2012：116-118.

[17] 吴刚，荆宁，荆夏敏．温阳活血解表法在银屑病治疗中的应用刍议［J］．世界中医药，2010，5（6）：381-383.

[18] 宋坪，杨柳，吴志奎，等．从玄府理论新视角论治银屑病［J］．北京中医药大学学报，2009，32（2）：136-138.

[19] 杨素清，张婷婷，闫景东．王玉玺教授从"风"论治银屑病的经验［J］．时珍国医国药，2013，24（2）：460-461.

[20] 尚拾玉．艾灸与艾灰外敷联合治疗褥疮30例[J]．中国中医药现代远程教育，2015，13（4）：42-43.

[21] 刘严．艾灸为主治疗褥疮29例[J]．中医临床研究，2011，21（3）：68.

[22] 亢连茹，巴海燕．循经取穴配合艾灸治疗褥疮15例[J]．针灸临床杂志，2004，20（6）：22.

[23] 方丽云．艾灸"三步法"改善压疮创面的效果观察[J]．当代护士，2013，03（3）：134.

[24] 黄芳. 火针加艾灸治疗褥疮的护理体会[J]. 中国实用医药, 2016, 11（4）: 216-217.

[25] 王玉霞, 汪淑云, 李晶. 艾灸及药物熏洗治疗褥疮34例[J]. 针灸临床杂志, 1998, 14（5）: 37.

[26] 张晓燕, 梁素东, 王淑英. 艾灸法合用云南白药胶囊外敷治疗轻中度褥疮29例[J]. 中国民间疗法, 2014, 22（6）: 29.

[27] 黄香妹, 张倩, 陈倩倩. 艾灸加生肌散外敷防治褥疮的临床观察[J]. 现代中西医结合杂志, 2007, 16（9）: 1230.

[28] 石燕. 赛肤润配合艾灸预防褥疮35例[J]. 河北中医, 2007, 29（1）: 53.

[29] 黄新武. 艾灸联合康复新液治疗压疮的临床观察[J]. 当代医学, 2013, 19（32）: 103-104.

[30] 朱栋芳. 大蒜配合艾灸治疗褥疮的疗效观察[J]. 中国社区医师, 2011, 13（13）: 222.

[31] 徐凤云, 赵玉英. 新鲜鸡蛋内膜贴敷配合艾灸治疗褥疮德护理体会[J]. 甘肃中医, 2002, 15（1）: 72.

[32] 李斌, 陈达灿主编. 中西医结合皮肤性病学[M]. 北京: 中国中医药出版社, 2017. 07.

[33] 张奇文主编. 中国灸法[M]. 北京: 中国中医药出版社, 2016. 01.

[34] 危北海, 贾葆鹏. 单纯性肥胖的的诊断及疗效评定标准[J]. 中国中西医结合杂志, 1998, 18（5）: 317-319.

[35] 崔学伟, 胡敏. 艾灸治疗单纯性肥胖78例[J]. 中国针灸学, 2007, 246（6）: 20.

[36] 徐崟, 蒙珊, 吕计宝. 穴位埋线结合雷火灸治疗脾肾阳虚型单纯性肥胖40例[J]. 四川中医, 2014, 32（8）: 150-151.

[37] 尤小娜, 储浩然. 隔姜灸治疗肥胖症的理论探讨[J]. 江西中医学院学报, 2008, 20（5）: 48-49.

附录　腧穴的定位方法

　　取穴是否准确，直接影响艾灸的疗效。因此，艾灸治疗，强调准确取穴。《千金要方》亦载："灸时孔穴不正，无益于事，徒破好肉耳。"为了准确取穴，必须掌握好腧穴的定位方法。常用的腧穴定位方法有以下四种：

一、骨度分寸定位法

　　骨度分寸定位法，是指主要以骨节为标志，将两骨节之间的长度折量为一定的分寸，用以确定腧穴位置的方法。不论男女、老少、高矮、胖瘦，均可按一定的骨度分寸在其自身测量。现时采用的骨度分寸是以《灵枢·骨度》所规定的人体各部的分寸为基础，结合历代医家创用的折量分寸而确定的。常用的"骨度"折量寸见下表1。

表1　常用"骨度"折量寸表

部位起止点	折量	寸度量法说明
前发际正中至后发际正中	12	直寸用于确定头部经穴的纵向距离
眉间（印堂）至前发际正中	3	直寸
头第7颈椎棘突下（大椎）至后发际正中	3	直寸用于确定前或后发际及其头部经穴的纵向距离
面眉间（印堂）至后发际正中第7颈椎棘突下（大椎）	18	直寸

部位起止点	折量	寸度量法说明
部前两额发角（头维）之间	9	横寸用于确定头前部经穴的横向距离
耳后两乳突（完骨）之间	9	横寸用于确定头后部经穴的横向距离
胸胸骨上窝（天突）至胸剑联合中点（歧骨）	9	直寸用于确定胸部任脉经穴的纵向距离
腹胸剑联合中点（歧骨）至脐中	8	直寸用于确定上腹部经穴的纵向距离
胁脐中至耻骨联合上缘（曲骨）	5	直寸用于确定下腹部经穴的纵向距离
部两乳头之间	8	横寸用于确定胸腹部经穴的横向距离
腋窝顶点至第11肋游离端（章门）	12	直寸用于确定胁肋部经穴的纵向距离
背肩胛骨内缘（近脊柱侧点）至后正中线腰	3	横寸用于确定背腰部经穴的横向距离
部肩峰缘至后正中线	3	横寸用于确定肩背部经穴的横向距离
上腋前、后纹头至肘横纹（平肘尖）	9	直寸用于确定上臂部经穴的纵向距离
肢部肘横纹（平肘尖）至腕掌（背）侧横纹	12	直寸用于确定前臂部经穴的纵向距离
耻骨联合上缘至股骨内上髁上缘	18	直寸用于确定下肢内侧足三阴经穴的纵向距离
下胫骨内侧髁下方至内踝尖	13	直寸
肢股骨大转子至腘横纹	19	直寸用于确定下肢外后侧足三阳经穴的纵向距离
腘横纹至外踝尖	16	直寸用于确定下肢外后侧足三阳经穴的纵向距离

二、体表解剖标志定位法

体表解剖标志定位法，是以人体解剖学的各种体表标志为依据来确定腧穴位置的方法，俗称自然标志定位法。可分为固定的标志和活动的标志两种。

❶ 固定的标志指各部位由骨节和肌肉所形成的突起、凹陷、五官轮廓、发际、指（趾）甲、乳头、肚脐等，是在自然姿势下可见的标志。可以借助这些标志确定腧穴的位置。如腓骨小头前下方1寸定阳陵泉；足内踝尖上3寸，胫骨内侧缘后方定三阴交；眉头定攒竹；脐中旁开2寸定天枢等。

❷ 活动的标志指各部的关节、肌肉、肌腱、皮肤随着活动而出现的空隙、凹陷、皱纹、尖端等，是在活动姿势下才会出现的标志。据此亦可确定腧穴的位置。如在耳屏与下颌关节之间微张口呈凹陷处取听宫；下颌角前上方约一横指当咀嚼时咬肌隆起，按之凹陷处取颊车等。

三、手指同身寸定位法

手指同身寸定位法，是指依据患者本人手指所规定的分寸来量取腧穴的定位方法，又称"指寸法"。常用的手指同身寸有以下3种。

❶ 中指同身寸：以患者中指中节桡侧两端纹头（拇、中指屈曲成环形）之间的距离作为1

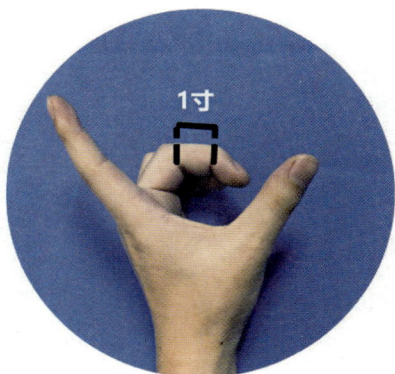

图附1　中指同身寸

寸（图附1）。

❷ 拇指同身寸　以患者拇指的指间关节的宽度作为1寸（图附2）。

❸ 横指同身寸　令患者将食指、中指、无名指和小指并拢，以中指中节横纹为标准，其四指的宽度作为3寸（图附3）。四指相并名曰"一夫"；用横指同身寸量取腧穴，又名"一夫法"。

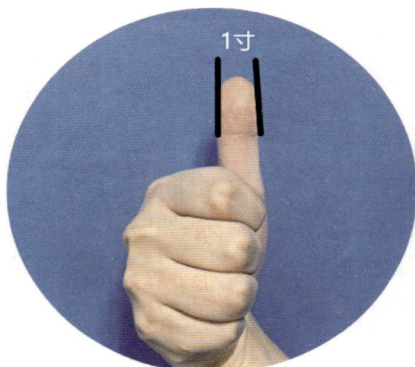

图附2　拇指同身寸　　　　　图附3　横指同身寸

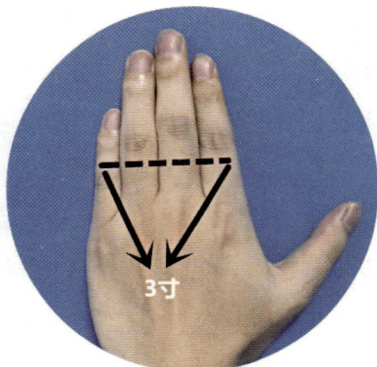

四、简便定位法

简便定位法是临床中一种简便易行的腧穴定位方法。如立正姿势，手臂自然下垂，其中指端在下肢所触及处为风市；两手虎口自然平直交叉，一手食指压在另一手腕后，高骨的上方，其食指尽端到达处取列缺等。此法是一种辅助取穴方法。